COUP-D'OEIL

SUR LA

SUBDIVISION DE BONE

RELATIF SURTOUT

A SON ÉTAT CLIMATÉRIQUE ET A L'INFLUENCE

QUE CET ÉTAT EXERCE

SUR LES PROGRÈS DE LA COLONISATION,

PAR F. QUESNOY,

DOCTEUR EN MÉDECINE, CHIRURGIEN AIDE-MAJOR

AU 3e RÉGIMENT DE SPAHIS.

TOULON,

IMPRIMERIE Ve BAUME, RUE DE L'ARSENAL, 17.

1850

A MONSIEUR

LE GÉNÉRAL DE DIVISION

RANDON,

EX-COMMANDANT SUPÉRIEUR DE LA SUBDIVISION DE BONE.

Hommage Respectueux,

F. QUESNOY.

INTRODUCTION.

La mission du médecin ne se borne pas au traitement des maladies, elle embrasse encore une autre question dont la connaissance se lie d'une façon tout-à-fait intime avec celle des maladies ; c'est la question des causes.

C'est là le point capital, car de cette connaissance naissent les moyens propres à détourner l'action des agents morbifiques et à prévenir plus tard les maladies.

Cette vérité, applicable à tous les médecins, l'est d'une façon plus complète, si je puis m'exprimer ainsi, aux médecins militaires : ceux-ci ont d'abord leurs devoirs envers la société, envers l'humanité, puis un devoir envers l'Etat. Ils doivent veiller, dans la sphère de leurs attributions, à lui conserver des hommes valides, à lui indiquer les moyens de faire des économies, et ceux de tirer le meilleur parti possible de ses possessions. Et dans ce dernier cas, le médecin militaire n'a-t-il pas une tâche immense à remplir ? N'est-ce pas sa voix qui doit faire naître des espérances pour l'avenir ou les détruire à tout jamais ? c'est incontestablement de lui que doit venir le premier conseil.

Que pourraient, en effet, des légions d'hommes avec toutes les forces imaginables, placées dans des localités où elles eussent constamment à lutter contre un ennemi invisible, un fléau destructeur, contre le climat enfin, si personne n'était là pour apprécier les causes et donner les moyens d'écarter les influences pernicieuses de cet ennemi insatiable ; les hommes deviendraient successivement les victimes, sinon résignées, au moins impuissantes d'un sol inclément.

Que d'hommes engloutis dans nos colonies et surtout en Afrique, parce que l'on était dans l'ignorance des causes des maladies, qui eussent été arrachés à la mort si on eût d'abord cherché à écarter les influences fatales ! Combien de cités jadis meurtrières, aujourd'hui florissantes grâce aux travaux habilement dirigés ! Pour assainir un pays, il faut d'abord rechercher les causes de son insalubrité, et il tient souvent à bien peu de chose de combattre, sinon avec un succès complet, du moins avec avantage, un climat que l'on croyait mortel !....

L'assainissement est la première, mais non la seule chose dont il faille tenir compte ; il faut encore respecter les influences individuelles, c'est-à-dire les dispositions particulières et originelles communiquées par l'air natal. Celles-ci sont nombreuses et variables selon le pays.

Il suffit, pour bien apprécier l'influence des climats sur tous les êtres, animaux ou végétaux, de jeter un coup-d'œil sur toutes les variétés qui distinguent les espèces dont le globe est peuplé. Chaque zône a ses productions, ici le sapin, là le palmier, sans que l'on puisse faire croître chacune de ces espèces ailleurs que dans son climat. Ce qui est vrai pour les végétaux l'est aussi pour les animaux, même pour l'homme.

Qui ne reconnaîtra l'Allemand de l'Italien, à la couleur de la peau, des cheveux, à la froideur générale, à l'espèce de gravité du premier, et à l'agilité, à l'expression du visage, à la vivacité et à la mobilité dans le regard du second.

Le moral subit les mêmes influences que le physique ; c'est donc en vain que l'homme voudrait se soustraire aux dispositions qu'il a contractées sous le ciel où il est né, toujours et partout il doit conserver le cachet de son origine.

Ces dispositions innées peuvent certainement subir des modifications, quelquefois même heureuses. Les végétaux des différentes zônes du globe s'acclimatent dans une terre étrangère, mais ce n'est jamais sans quelques altérations qui, il est vrai, peuvent disparaître avec le temps, mais seulement avec des soins et des attentions qui ne sont pas nécessaires dans leur propre climat. Ainsi l'homme qui peut par lui-même modifier en quelque sorte son existence, peut à plus forte raison s'approprier à un nouveau pays, mais il lui faut aussi des soins pour l'intégrité de ses fonctions organiques, et c'est là toute la science du fondateur d'une colonie : écarter d'abord toutes les influences pernicieuses, puis façonner l'homme sur le climat en procédant avec toutes les mesures qu'exigent les différences entre les dispositions innées et celles qu'il faut acquérir. Mais il faut pour cela le concours incessant de la médecine, elle seule, par les conseils tirés de l'expérience, façonnera le nouvel être sur le nouveau climat.

C'est évidemment s'engager dans une fausse voie, que de faire choix, pour un établissement quelconque, d'un lieu qui paraît réunir topographiquement toutes les conditions désirables, il ne suffit pas que les dispositions du sol offrent des avantages relatifs au commerce, à la défense, à la culture, il faut avant tout connaître la constitution de ce sol et toutes les influences atmosphériques auxquelles la contrée est soumise; car, tous les éléments de succès sont là; sans salubrité point de santé, ans la santé point de prospérité. La santé avant la défense, la santé avant les travaux, la santé avant toute espèce d'entreprise, la santé enfin avant toute autre considération ultérieure.

C'est donc pour remplir un devoir de position, c'est dans l'espoir et le désir d'être utile à la population actuelle et à celle qui, confiante dans les promesses et l'intérêt bien marqué que notre jeune République accorde à l'Algérie, que nous apportons notre pierre au monument. Ce n'est cependant qu'en hésitant; car si dire ce que l'on a vu est ordinairement une chose facile, le dire de façon à se faire bien comprendre est une tâche toujours difficile à remplir, surtout quand on se laisse entraîner à quelques réflexions. Celles-ci, dans le monde, peuvent ne pas rencontrer un seul approbateur, et elles servent alors, sinon à déconsidérer leur auteur, qui n'a pas suffisamment su communiquer ses impressions, au moins à faire rejeter un ouvrage qui ne renferme que l'expression de la plus exacte vérité. C'est là surtout l'écueil que nous craignons. Puissent donc les quelques pages que nous livrons n'avoir pas pour nous ce fâcheux résultat ! Elles sont dictées par des yeux qui ont vu, par des sentiments tout d'humanité et surtout par un désir ardent de voir faire tout ce qui est nécessaire pour la prospérité de notre colonie africaine.

La subdivision de Bône n'a fait le sujet spécial de notre étude que parce que depuis plusieurs années nous appartenons à la garnison de cette localité, qui, plus qu'aucun autre point de l'Algérie, est propre aux observations de toute nature. En effet, les restes de l'occupation romaine plus abondants dans cette contrée que partout ailleurs, les progrès de la civilisation plus appréciables, les habitudes françaises généralement mieux comprises, soit à cause du voisinage de la régence de Tunis, pays semi-européen, soit à cause de la tendance des esprits vers le bien-être matériel et le caractère plus pacifique des habitants, y rendent le contact avec les indigènes plus facile et par là l'observation plus aisée.

Quelques expéditions avec des séjours prolongés dans divers points de la subdivision, nous ont permis quelques rapports avec les habitants et donné la facilité de quelques explorations particulières : quelqu'imparfaites que soient nos observations, nous les avons recueillies consciencieusement, et c'est à ce titre que nous les communiquons, le moment est d'autant plus opportun que l'on est à la veille de créer de nouveaux établissements, et que le choix des localités n'est pas encore fixé.

Nous avons quelquefois été conduit hors du cadre que nous nous étions tracés, nous sommes entrés dans des considérations autres que des considérations climatériques, mais ce n'est que dans le but de rendre notre sujet plus clair et de déduire des conséquences des faits énoncés.

La topographie du pays nous a paru indispensable pour signaler des lieux qui peuvent être des sources d'exhalaisons fétides. La constitution du sol, ses productions se lient d'une façon trop intime avec les causes du développement des maladies pour être négligées ; il en est de même du genre de vie des habitants. Enfin, après avoir fait connaître les influences climatériques de chaque localité et en avoir signalé les causes, nous avons cherché les moyens de remédier au mal, d'en arrêter le progrès. Nous avons indiqué les travaux qui nous paraissent les plus propres à mettre un terme à la plus grande partie des maladies du pays.

A l'égard de ces travaux, nous avons indiqué comme le meilleur moyen de dessécher la plus grande partie de la plaine de Bône le déversement du lac Fetzara dans la Meboudja au moyen d'un canal et de cette rivière dans la Seybouse par un autre canal : ces travaux viennent d'être entrepris. Depuis longtemps, ce projet avait été conçu et rejeté, repris et rejeté de nouveau, il nous paraissait le seul réalisable et comme tel, nous l'indiquions, aujourd'hui il est définitivement adopté.

Enfin quelques notes archéologiques sur des points qui jusqu'à présent n'ont été vus par aucun de nos voyageurs, sur de magnifiques ruines que nos colonnes seules ont encore visité, nous ont paru pouvoir compléter ce coup-d'œil sur la subdivision, nous réservant de faire connaître plus tard, par le dessin et par des notes plus détaillées, tout ce que le pays renferme de restes de la grandeur des Romains.

Cet exposé nous conduisait à deux questions : ce qui a été fait pour le pays, c'est-à-dire son passé, ce qu'il y aurait à faire c'est-à-dire le futur.

Pour ces questions, nous sommes restés dans le cadre de notre sujet, et, sans entrer dans les hautes considérations sur la colonisation, nous ne nous sommes occupés que de la question hygiénique relative à la création des colonies agricoles et à la manière de diriger les travaux d'assainissement et de défrichement.

Nous le répétons donc, nous n'avons eu en vue que l'intérêt général, nous n'avons été guidé que par un sentiment tout républicain, le bien du prochain.

Si, dans ce moment où tant de projets favorables à l'Algérie s'élaborent, une localité est susceptible de fixer l'attention, c'est surtout Bône. Cette localité peut à juste titre être considérée comme le point de l'Algérie où les éléments de prospérité sont les plus certains; car c'est dans son sol que dorment toutes ses richesses : terres essentiellement productives, mines de fer, de cuivre, carrières de marbre, de pierres, grandes et riches forêts, eaux abondantes, climat plus ou moins salubre selon les localités, mais susceptible de devenir irréprochable. Tout se trouve là sous la main. Avec ces conditions, un pays ne peut offrir autre chose que des avantages, il ne faut pour un plein succès que des bras et des capitaux.

Le temps est venu peut-être, où nous verrons nos espérances se réaliser, heureux si nous pouvons contribuer au succès, si nous parvenons à persuader qu'avec des efforts raisonnés et persévérants, on obtiendra un résultat inespéré.

LA

SUBDIVISION DE BONE

AU POINT DE VUE

DE SON ÉTAT CLIMATÉRIQUE

Et de l'influence que cet état exerce sur les progrès de la colonisation.

CHAPITRE Ier.

Topographie physique.

La subdivision de Bône comprise entre les 34° et 37° de latitude E. et le 4° 75' et 6° 50' de longitude N., est bornée au nord par la mer, elle s'étend depuis Tabarka à l'est jusques un peu au delà du Cap de Fer à l'ouest.

Tabarka petit îlot très rapproché de la terre, est un rocher d'un gris noirâtre. L'ancienne ville, située sur le continent, en face de cette île, était autrefois la limite de nos possessions vers l'est, à la suite de différentes contestations, cette limite a été rapprochée jusqu'au cap Roux, la délimitation de notre territoire de ce côté n'a pas du reste, encore été définitivement fixée.

De l'est en allant vers l'ouest, on trouve la Calle, ancien comptoir français bien avant notre occupation; c'est aujourd'hui une petite ville dont l'importance augmente tous les jours. Elle est bâtie sur un rocher, dont une langue, à l'extrêmité de laquelle se trouve le phare, avance dans la mer vers le nord. Son port est très étroit et difficile par les mauvais temps; les seuls bateaux qui y entrent sont des bateaux corailleurs.

Entre la Calle d'aujourd'hui et la vieille Calle ou Bastion de France, premier comptoir fondé par les Français pour la pêche du corail et le commerce des concessions, se trouvent deux lacs dont le voisinage est très insalubre.

Après avoir doublé le cap Rosa, on entre dans la rade de Bône, très mauvaise et peu abritée. La ville, dont on n'aperçoit que la muraille extérieure et quelques bâtiments élevés (l'hôpital militaire) se détachant sur la montagne de l'Edoug, est bâtie en amphitéâtre du nord au sud; elle est dominée par la Casbah. En longeant la côte au nord, l'Edoug s'incline jusqu'au cap de Garde où est établi le phare, se dirigeant alors vers l'ouest, on trouve au cap de Fer les limites de la subdivision.

A l'est, les limites naturelles de nos possessions avec celles de la régence de Tunis, ne sont pas partout suffisamment bien établies, pour qu'il n'y ait pas eu de contestations; quelques points sont cependant parfaitement indiqués, ce sont le *Djebel-Frina*, le *Djebel-Harraba*, le *Djebel-Sedjera*; les points intermédiaires sont habités par des tribus qui ne reconnaissent point l'autorité de la France.

Au sud, les limites naturelles sont les sables du Saharah, et à l'ouest, les différentes tribus qui appartiennent à la division de Constantine.

Depuis la mer jusqu'au désert, limite de notre dernière excursion, le pays est fort étendu, et offre une succession de plaines et de chaînes de montagnes ayant chacune ses caractères particuliers.

La plaine de Bône, comprise entre la mer à l'est et au nord, les montagnes de l'Edoug à l'ouest, et le petit Atlas au sud, offre un sol excessivement fertile; les céréales y croissent en abondance, et les fourrages, aujourd'hui objet d'un commerce considérable de la part des Européens, sont distribués dans presque toute l'Algérie. Une rivière, forte à son embouchure, *la Seybouse*, la coupe du sud au nord, sur ses bords sont des oasis charmantes uniquement composées d'arbres fruitiers, ce sont de vrais jardins de plaisance. A l'ouest est un immense lac, le lac Fetzara.

Des diverses chaînes de montagne.

Depuis Bône jusqu'au cap de Fer, la côte est hérissée de pics rocheux qui appartiennent au massif de l'Edoug ; celui-ci, après avoir présenté une masse compacte de rochers, de mamelons, tantôt couverts de bois, tantôt d'une aridité désespérante et une série de ravins qui, en raison de leur profondeur, sont autant de précipices, s'affaisse vers la plaine de Bône avec laquelle il se continue. L'Edoug se rattache, toujours en longeant la côte, aux montagnes de la Kabylie ; sa direction est de l'est à l'ouest.

Du nord au sud, après avoir traversé la plaine de Bône, la première chaîne de montagnes que l'on rencontre, est un massif qui appartient à cette chaîne interrompue par quelques fleuves, et qui forme, depuis l'empire du Maroc jusqu'à Bizerte où elle s'incline vers la mer, une espèce de ceinture entre la zône nord et la zône sud de l'Algérie, c'est le petit Atlas.

La configuration générale de l'Atlas, dans cette partie, n'offre rien de particulier, le masif se compose d'une succession de chaînons de plus en plus élevés séparés par des vallées, au fond desquelles coulent les ruisseaux qui les fertilisent. Toutes ces vallées se dirigent de l'ouest à l'est jusqu'à ce qu'elles rencontrent de véritables coupures, dont la direction est du sud au nord ; c'est par ces coupures dont la principale est celle de la *Seybouse*, que les eaux de la montagne sont portées à la mer.

Une autre grande coupure affecte une direction de l'ouest à

l'est, c'est celle de la *Medjardas*, qui reçoit les eaux du versant sud du petit Atlas ; ses affluents sont dirigés du nord au sud pour la rive gauche et du sud au nord pour la rive droite.

Le versant sud du petit Atlas s'incline vers des plaines sabloneuses, séparées par des chaînons isolés qui n'appartiennent à aucun grand système de montagnes, ces chaînons sont beaucoup moins élevés que le petit Atlas. Tantôt, c'est une succession de mamelons reliés entr'eux, tantôt, au milieu des plaines, ce sont des massifs énormes de rochers isolés ; les principaux sont le *Djebel-Guelb*, le *Mrèriga*, le *Mèlousla*, le *Boukadar*. A l'est, en se rapprochant de la régence de Tunis, une foule de petits monts reliés entr'eux semblent en quelque sorte constituer une chaîne. C'est la ligne de démarcation entre nos possessions et celles de Tunis.

Un seul massif de montagnes s'étendant du sud au nord, vient rompre pour quelque temps la monotonie des plaines, c'est le *Djebel-Dir*. Il prend naissance au nord, sur les bords de l'*Oued-Millag* s'étend majestueusement en longeant à l'est la plaine du *Tarf*, offre une succession de cônes rocheux, et se termine par un plateau en forme de table au sud-est. Cette montagne s'incline pour se continuer avec la chaîne qui borde notre territoire.

Elle n'offre que des masses compactes de granit séparées par de rares intervalles propres à la culture. Sur la limite de la subdivision, à l'ouest se trouve le *Djebel-Taagailt* qui sépare la plaine du *Tarf* de l'immense pays des *Haractas*.

Entre ces chaînes sont des plaines considérables qui sont du nord au Sud ; la plaine de *Mdaourouch ;* la plaine des *Maathelas*, la plaine du *Tarf* et celle des *Haractas*.

Des rivières.

La Seybouse et le *Mafrag*, reçoivent les eaux du versant

nord du petit Atlas, la *Medjardas*, celles du versant sud et des plaines qui sont au sud de cette montagne.

Le *Djebel-Edoug* est sillonné par une foule de ruisseaux qui se réunissent sur plusieurs voies d'écoulement. Quelques unes s'ouvrent sur le lac *Fetzara*, un autre aboutit à la mer; c'est l'*Oued-el-Kebir*. Cette rivière prend sa source au milieu de la montagne; très faible d'abord, elle ne tarde pas à devenir très considérable, après avoir reçu les eaux de marais dont les chaleurs de l'été n'opèrent jamais le dessèchement. Après un court trajet cette rivière se jette dans la mer au cap *Filfila*.

Le principal affluent de l'*Oued-el-Kebir* est l'*Oued-el-Aneb* dont le parcours est beaucoup plus long. Cette rivière prend sa source dans la montagne chez les *Ouichaouas*, décrit un grand nombre de sinuosités, et reparaît dans la plaine qu'elle traverse dans une grande étendue, avant d'aller se réunir à l'*Oued-el-Kebir*. Ses débordements sont si prompts et si fréquents dans la saison des pluies, que souvent ils arrêtent les voyageurs.

La *Seybouse* qui prend ce nom à vingt lieues de Bône, est formée par la réunion de l'*Oued-Cherf* et de l'*Oued-Zenati*. Ces deux rivières, après s'être réunies à *Medjez-Hammar*, coulent d'abord de l'ouest à l'est jusqu'à *Zoudj-Herbia* sous le nom d'*Oued-Seybouse* où celle-ci reçoit l'*Oued-Meilha*, de là, elle remonte du sud au nord, en coupant la grande tribu des *Beni-Salah* pour venir se jeter dans la mer aux portes de Bône.

Ses bords sont d'une grande fertilité; son lit est tantôt fortement encaissé, tantôt des amas de pierres roulées par les grandes eaux, forment des barrages à travers lesquels l'eau s'écoule lentement; ce sont les seuls endroits où la Seybouse soit guéable. Enfin elle entre dans la plaine de Bône qu'elle traverse dans toute sa largeur jusqu'à la mer, elle devient très forte à son embouchure, des tartanes, des balancelles peuvent la remonter jusqu'à une assez grande distance, mais seulement lorsque l'abondance des eaux a rompu la barre qui existe ordinairement à son embouchure. Il est fort probable qu'à l'époque où florissait Hyppône, située sur la rive gauche de cette rivière, celle-ci était beaucoup mieux entretenue et plus propre aux besoins de cette immense ville. M. Dureau de la Malle dit : « Que la Seybouse formait autrefois un beau port revêtu » d'un quai, où les vaisseaux romains s'amarraient par 16 ou » 18 pieds d'eau. La barre qui obstrue l'embouchure de ce » fleuve, formée par les alluvions et par les troncs d'arbres » qu'il charrie pendant l'hiver, ne permet plus qu'à des bar» ques de naviguer sur cette rivière qui pourrait porter des » corvettes. »[1]

Le voisinage de cette rivière est loin d'offrir les mêmes conditions de salubrité que le pays qui est à droite et à gauche de ses rives ; les fièvres intermittentes y sont fréquentes, surtout à l'époque où le cours des eaux est diminué par suite de la cessation des pluies. Ce sont malheureusement ses bords que les Arabes habitent de préférence, à cause de la plus grande quantité et de la supériorité des pâturages.

L'*Oued-Mafrag* qui se jette dans la mer à huit lieues à l'est de la Seybouse, est formé par la réunion de la *Bou-Nemoussa* et de l'*Oued-el-Kebir*, ces deux rivières dont le cours n'a pas plus de 8 à 10 lieues naissent dans les montagnes des *Beni-Salah*.

Les autres rivières sont très nombreuses, mais de peu d'importance.

Ce sont, pour la rive droite de la Seybouse, l'*Oued-el-Maiz*, l'*Oued-Zimba*, l'*Oued-Boussara*, l'*Oued-Tiermra*, l'*Oued-Meilha*, l'*Oued-Sereina*, l'*Oued-Tredi*, l'*Oued-*

1 M Dureau de la Malle : *Recueil de renseignements sur la Province de Constantine.*

Trepeia, et pour la rive gauche, l'*Oued-Touentou*, l'*Oued-Zournzoula*, l'*Oued-Telassel*.

Le Mafrag reçoit les eaux de l'*Oued-Maklysi*, de l'*Oued-el-Biar*, de l'*Oued-el-Hallouf*, de l'*Oued-Chéfia*, de l'*Oued-Guisera*.

Toutes les eaux de ces rivières sont fournies par le versant nord du petit Atlas, celles du versant sud viennent se rendre dans la *Medjardas*, où l'un des affluents, l'*Oued-Millag*, apporte les eaux des plaines situées au sud de cette montagne.

La *Medjardas*, ancienne *Bagradas* des Romains, prend naissance sur le versant sud de l'Atlas près de *Khramissa*. Elle porte à son origine le nom d'*Oued-Hamise*, reçoit un très grand nombre de petits cours d'eau venus de sources situées dans la montagne à peu de distance du lit principal, prend le nom de *Medjardas* à une lieue environ de sa source, et coule de l'ouest à l'est, pour se jeter dans la mer entre Bizerte et Tunis.

La Medjardas reçoit sur sa rive gauche quelques filets d'eau sans importance et sans noms. Sur sa rive droite elle reçoit une rivière très forte à son confluent, c'est l'*Oued-Millag*.

La disposition du terrain dans lequel coule la *Medjardas* est très propre aux crues subites dans la saison des pluies. Depuis sa source jusqu'à son embouchure, cette rivière est encaissée; les montagnes qui la bordent sont très élevées et taillées dans certains endroits presque perpendiculairement; quelques ravins qui aboutissent à d'autres crêtes du nord et du sud lui apportent en abondance et après un court trajet l'eau de toute la contrée.

En allant vers le sud, entre la plaine des *Maathelas* et celle du *Tarf* coule l'*Oued-Millag*.

Cette rivière qui doit son nom à la qualité de ses eaux salées, est formée par la réunion de l'*Oued-Mesquiana* et de l'*Oued-Chabrou*.

La première de ses rivières a sa source dans le *Djebel-el-Sedjera*, elle coule d'abord du nord au sud, puis de l'ouest à l'est. La seconde prend sa source dans le *Djebel-Okous*, près de Tebessa et est grossie par les eaux des sources qui se trouvent dans cette ville; elle coule du sud au nord en traversant la plaine du *Tarf*. Les eaux de ces deux rivières sont bonnes à boire, mais un peu avant leur réunion, elles contractent sur les terrains où elles coulent un goût salé assez prononcé que l'*Oued-Millag* conserve jusqu'à sa jonction avec la *Medjardas*.

L'*Oued-Millag* reçoit encore quelques petits ruisseaux sans noms.

Nous arrivons à Tebessa, limite ordinaire de nos excursions dans la subdivision, mais en 1847, la nécessité de soumettre les Nemenchas nous a fait pénétrer dans leur vaste mais pauvre pays.

En quittant *Tebessa* on entre immédiatement dans une chaîne de montagnes qui se continue avec le *Djebel-Aures*, c'est sur son sommet que commence la région des hauts plateaux dont les caractères sont tout différents de ceux du Tell.

Après avoir gravi pendant quatre heures le versant nord de la montagne dont des forêts de pins couronnent la cime, on arrive dans des plaines sans fin, séparées entre elles par de petits chaînons. Là, pas de culture, quelques points seulement, voisins des sources, dans la montagne, offrent au printemps quelques champs d'orge; mais les plaines sont entièrement nues; des touffes de *chea*, d'*alfa*, sont tout ce que le sol fournit pour la pâture des troupeaux. Les quelques monts qui paraissent avoir été jetés dans ce désert pour dissimuler à l'œil la fatigue d'un immense horizon, sont aussi d'une aridité désespérante. Ce ne sont que des masses de rochers, des espèces de cônes très rapprochés, n'ayant entre eux aucun moyen d'union: quelquefois on rencontre un pin, quelques lentisques dans une fissure de la pierre.

L'aspect de ce pays est partout le même, l'aridité devient même plus grande en approchant du désert ; le *chéa* ne s'y rencontre plus qu'à l'état de petits brins, à peine à quelques centimètres de terre. A cinq lieues de *Négrin*, terme de notre excursion, le sol ne nous fournissait plus cette plante en assez grande quantité pour les besoins de notre cavalerie.

Les eaux de quelques sources abondantes ont donné naissance à des ruisseaux. Ce sont l'*Oued-el-Euch*, l'*Oued-el-Hal*, qui vont tous deux se perdre dans un lac du *Bled-el-Djerid*, le *Sebkah-el-Mieghigh ;* mais généralement on ne rencontre que des *redirs*, énormes trous dans des terrains pierreux où les Arabes conservent les eaux des pluies.

Les Romains, dont les postes si nombreux dans ce pays, attestent l'occupation de tous ses points, avaient mis à profit certains accidents de terrain pour construire des puits. Un entre autres d'une très grande dimension, a fourni l'eau nécessaire aux besoins de l'armée qui en manquait depuis 36 heures. Ce puits est situé au centre du pays des Nemenchas, entre deux plaines immenses dont l'une se continue avec le *Bled-el-Djerid*. Il est très solidement construit en pierres de taille, et d'une profondeur considérable, difficile à évaluer aujourd'hui en raison de la grande quantité de débris de toute nature accumulés dans son fond. Le terrain dans lequel il a été percé est un peu au-dessous du niveau des plaines, dans un sillon auquel aboutissent quelques petits monts, il est sablonneux et conserve l'eau pendant long-temps, au mois de mai, un trou percé dans le sable avec un fourreau de sabre était aussitôt rempli d'eau. Si la nécessité d'une occupation dans le pays des Nemenchas se faisait sentir, il serait possible, dans des terrains analogues, de fournir à une troupe une eau potable.

Géologie.

Dans toutes les géographies anciennes, la distinction de grand et petit Atlas a été maintenue très religieusement comme s'il existait deux plans parfaitement distincts de montagnes; cette distinction n'existe pas dans la nature, du moins pour la province de Constantine.

Depuis les bords de la mer jusqu'à la ligne de l'Aurès, toute la contrée ne forme qu'un même bassin pouvant être divisé en deux zônes, la zône nord qui est excessivement montagneuse, et la zône sud qui n'offre que des plaines avec quelques massifs de rochers isolés, ne fournissant aucune trace de communication avec aucun grand système, les eaux de ce bassin vont toutes se rendre à la mer.

La chaîne de l'Aurès qui a des ramifications avec la ligne de montagnes du nord, offre véritablement la ligne de partage du bassin nord avec le bassin sud; toutes les eaux fournies par cette montagne à partir de son sommet, coulent du nord au sud pour aller se perdre dans les sables.

Depuis la mer jusqu'au désert, le pays offre donc deux bassins; l'un nord, hérissé de montagnes, très propre à la culture, envoyant toutes ses eaux du sud au nord jusqu'à la mer, c'est le *Tell*. L'autre, sud, offrant un terrain sablonneux, très aride, dont les eaux coulent du nord au sud dans les sables, c'est le *Saharah* algérien.

Quoiqu'il en soit, et pour ne pas donner à ces chaînes de montagnes des noms qui varient suivant les localités, je les désignerai sous les noms de grand et de petit Atlas.

La plaine de Bône est d'un terrain argileux, mêlé de sables dans quelques endroits : dans beaucoup d'autres il s'y trouve une couche d'humus assez épaisse, mêlé à des détritus végétaux.

La constitution géologique du petit Atlas, dans la subdivision de Bône, est la même que dans tout le reste de son étendue ; à la surface du sol, dans les ravins, sur les monts les moins élevés, une couche d'humus donne une grande activité à la végétation. Au-dessous vient un terrain argileux contenant du fer qui lui donne une coloration rougeâtre.

Les montagnes se composent de calcaires et de grès.

Dans quelques endroits, les Arabes exploitent des mines de sel gemme qu'ils viennent vendre sur tous les points de la contrée.

Tantôt presqu'au niveau du sol, tantôt à des profondeurs assez considérables, on trouve des amas de sable renfermant des coquilles marines.

Tout le pays au sud du petit Atlas n'offre que bien rarement un peu de terre végétale. Partout une couche de sable recouvre le sol, et dans quelques endroits, voisins des sources, habités et cultivés depuis longtemps, la charrue met à découvert une terre argileuse mêlée de sable.

Quoique les terrains argileux soient propres à la production des céréales, il est fort probable, que si, à l'époque des pluies, les sources et les ruisseaux qu'elles forment n'augmentaient pas au point de couvrir la terre dans une certaine étendue, et d'y déposer un limon, les Arabes qui connaissent peu l'utilité des engrais ne récolteraient rien sur cette terre ingrate.

Les masses de rochers que j'ai signalés, sont d'un calcaire noirâtre composé des couches superposées et disposées obliquement.

Dans quelques endroits, par l'effet des pluies, des couches se sont détachées et laissent voir de belles surfaces polies ; dans d'autres, le sol, est recouvert d'une quantité notable de sel marin. *L'Oued-Millag* (ruisseau salé) ne doit même son nom qu'à la saveur salée, que les terrains, sur lesquels il coule lui ont communiqué.

La chaîne du grand Atlas est généralement formée d'un calcaire dont les qualités ne sont pas partout identiques. Près de Tébessa, c'est un calcaire très dur, très compacte, exploité par les Romains pour la fondation de la ville. Dans d'autres endroits, qui sont recouverts d'un peu de terre où les pins peuvent se développer, c'est un calcaire formé de couches horizontales.

Après avoir franchi la ligne de partage des eaux, le versant sud du grand Atlas n'offre que ce calcaire à couches horizontales, et dans quelques rochers seulement le calcaire à couches obliques. Dans quelques localités, et entre autres dans le voisinage d'un petit ruisseau dont les rives sont recouvertes d'une marne bleuâtre, on trouve en très grande quantité des huîtres fossiles, des peignes et beaucoup d'autres coquilles de la Méditerranée. Presque toutes ces huîtres dont la forme est bien conservée, sont à l'état de *silex*.

Le sol dans le pays des Némenchas, est partout le même; il n'offre qu'une couche de sable, et quelques endroits seulement, une terre argileuse mêlée à du sable. Il est partout et surtout en avançant vers le sud, recouvert de pierres calcaires roulées. Dans le ravin de *l'Oued-el-Euch*, elles sont en si grande quantité, qu'il devient très difficile pour les chevaux de marcher.

Les monts sont entièrement composés par un calcaire roussâtre dont se détachent des blocs très considérables; ils sont remarquables par leur extrême aridité. Sur *le Djebel-Unck*, *le Djebel-Foua*, il n'y a pas un brin d'herbe, l'œil se promène sur des surfaces de pierre ou s'enfonce dans les noires anfractuosités qui les sillonnent. Certains points de ces monts fournissent une grande quantité de silex, et la plupart des pierres roulées qui recouvrent le sol, sont de même nature. On y rencontre des huîtres et autres coquillages fossiles. M. Rouzet capitaine d'Etat-Major, qui a observé les contrées au sud de l'Atlas, dit dans ses observations géologiques «que tout le pays au sud du petit Atlas est occupé par un terrain de grès tertiaire sub-atalntique qui recouvre la marne bleue et paraît peu propre à la végétation : En jugeant, dit il, par analogie des formes des collines, on peut présumer que le terrain tertiaire doit s'étendre jusqu'au grand désert.» M. Rouzet faisait ses observations dans la province d'Alger. Il est donc possible d'établir, par comparaison, que la plus grande partie du terrain dans le Sahara algérien est de la même nature que celui du pays des Némenchas.

Minéralogie.

Le fer se trouve en très grande quantité dans la subdivision de Bône, sur la côte, dans le Djebel-Edoug et dans le petit Atlas; depuis longtemps la richesse en minerai de cette partie de l'Algérie est connue. Le naturaliste Poiret dit : « Le fer est la substance la plus commune que j'aie remarquée dans cette chaîne de montagnes qui s'étend depuis Tabarka jusqu'au delà de Bône ; il s'y présente sous toutes les formes ; il est mêlé à la terre glaise qu'il colore fortement en rouge, à l'argile qu'il teint en un jaune très brun, au sable qu'il noircit dans les ravins; il dépose un ocre pulvérulent d'un rouge de sang : les fissures des grès sont remplies d'une substance noire ferrugineuse. » Aujourd'hui que les observations sont plus complètes, ces mines sont devenues l'objet d'une industrie, et une source de richesses pour le pays. Au *Bouhamra* à la *Bel-Hêlita*, le minerai se trouve à la surface du sol ; des compagnies d'exploitation sont organisées, et l'une d'elles attend que l'on ait mis la dernière main à la construction de ses fourneaux, pour opérer sa première fonte.

Différents points de la contrée, fournissent des marbres fort beaux, et autrefois renommés, sous le nom de marbres de Numidie. On en trouve dans l'Edoug, près de Bône ; les rochers sur lesquels est bâtie la ville, sont eux mêmes en marbres blanc. Une carrière près du Cap de Garde laisse encore aujourd'hui voir les restes de son ancienne exploitation. Dans l'intérieur du pays, dans le voisinage des ruines romaines que l'on y rencontre, sont de vastes carrières de pierres à bâtir. Léon l'africain signale celles de Tébessa.

Quelques sources thermales anciennement connues, sont encore aujourd'hui en grand renom chez les arabes ; les principales sont celles d'*Hamman-mez-koutin*, où l'on a fondé, depuis plusieurs années, un établissement militaire sur l'emplacement même de la piscine romaine, connue sous le nom d'*Aquæ Tibilitanæ*. *Hamman Berda* près de Guelma, nous offre encore les traces de l'établissement romain : enfin, chez les *Ouled-Messaoud*, se trouve un magnifique bassin creusé naturellement dans le roc : l'eau qu'il contient est sulfureuse, et d'une température de 35 degrés.

Zoologie.

Les chèvres, les moutons, les bœufs, les vaches, forment encore aujourd'hui ces riches troupeaux vantés par Salluste. La partie nord de la subdivision en possède beaucoup moins que le sud. Ce n'est que dans les plaines du Tell, voisine de sa limite sud, et dans le Saharah algérien que l'on rencontre ces troupeaux si considérables, que, quelquefois, étant à la queue, on n'en apperçoit pas la tête. Les moutons de cette contrée sont petits, mais leur laine est très belle. Une espèce particulière se distingue par les dimensions de la queue ; toute la graisse de l'animal se porte sur cette partie qui s'étale et devient quelquefois si large, qu'en regardant le mouton par derrière, on n'en distingue pas la forme.

Cette espèce se rencontre moins dans les autres provinces de l'Algérie.

Les chevaux élevés dans les pays moitié plaine, moitié montagne ont une très bonne réputation. Les Arabes en élèvent un grand nombre. Depuis dix ans, toute l'Algérie a demandé des chevaux à Bône, et chaque année encore, quoique par les nombreuses acquisitions, le nombre en soit considérablement diminué, des régiments se remontent dans la province.

Le chameau à une seule bosse ou dromadaire (*Camelus Dromedarius*) est très répandu, il n'est pas rare de voir à Bône plusieurs centaines de chameaux surtout à l'époque où les Sahariens viennent faire leurs échanges, et acheter du grain dans le Tell.

Le mulet, l'âne sont ici comme partout ailleurs en Afrique, les souffre-douleurs. A eux toutes les fatigues, et presque pas de nourriture ; les brins d'herbes ou de chaume qu'ils trouvent sur le sol doivent leur suffire.

Les lions, les panthères, les hyènes, etc., sont moins rares ici que dans les autres provinces. Les lions de Numidie autrefois si renommés, nous fournissent encore aujourd'hui leurs belles peaux : il n'est pas rare de voir les Arabes en amener aux marchés.

Quand la disparition de quelque bœuf ou mouton et surtout d'affreux rugissements ont averti les populations qu'elles ont dans leur voisinage un lion ; les hommes se réunissent, font en terre un grand trou, qu'ils couvrent avec des branches d'arbres, et y attachent une chèvre dont les bêlements attirent le lion. Quand celui-ci se jette sur sa victime, le poids de son corps enfonce le faible réseau de branchages et il tombe dans le trou où des Arabes, postés à quelque distance dans un lieu sûr, ne tardent pas à lui envoyer des balles. Ils emploient ordinairement le même moyen pour chasser les panthères.

Un maréchal-des-logis du régiment auquel j'appartiens, et dont le nom est déja très connu, Gérard, a depuis longtemps la passion de la chasse au lion, à laquelle il se livre, du reste avec un plein succès ; il en a déja tué treize. Il attend le lion dans un endroit où il suppose qu'il doit passer ; c'est ordinairement le gué d'un ruisseau. Là, quand cet intrépide chasseur est assez heureux pour rencontrer son ennemi, il l'attend à quelques pas, choisit l'endroit où il doit le frapper, le vise au front ; et jusqu'à présent il a toujours compté à chaque coup une victime de plus et un triomphe nouveau.

Les lions de Numidie sont les plus redoutables. « C'est ici, dit Poiret, qu'il faut l'admirer, c'est au milieu des forêts de l'ancienne Numidie qu'il est noble et majestueux. C'est là qu'il exerce son empire et qu'il se rend la terreur de tous les animaux. » Plusieurs fois, dans nos expéditions, des lions sont venus assez près de nos avant postes en poussant des rugissements effrayants ; il suffisait d'allumer des grands feux pour les faire fuir ; je doute que ce moyen réussise aussi bien, si l'animal est pressé par la faim.

La hyène, et surtout le chacal, sont en si grand nombre que, même dans le voisinage des villes on en rencontre en se promenant le soir ; ils fuient à l'approche de l'homme.

Les sangliers vivent en troupe dans les environs de Bône.

Tous ces animaux quelque redoutables qu'ils soient, ne constituent pas un fléau aussi dévastateur que les sauterelles.

Dans les années 1846, 47 et 48, la subdivision a vu, chaque année, vers le mois de mai, ces animaux arriver par bandes poussés par les vents du sud ; ils viennent s'abattre sur les moissons et ne les abandonnent que quand il ne reste plus rien sur le sol. Ces sauterelles sont de la grosseur du petit doigt, d'un jaune clair. Leur tête est armée de deux mandibules dont la dûreté égale celle de la corne. Les sauterelles déposent dans les endroits où elles s'abattent, des œufs qui vers le mois de septembre donnent naissance à un nouvel essaim de jeunes sujets qui mangent tout jusqu'aux écorces d'arbres. Quand ces animaux volent en bande, poussés par le vent, le soleil se trouve littéralement obscurci, comme, quand un nuage passe entre lui et la terre.

Les Arabes du sud mangent les sauterelles vivantes, ou les conservent dans des peaux de boucs, avec du sel. Ils regardent cette préparation comme un mets excellent. Ces animaux dont la décomposition se fait dans les sacs, exhalent une odeur de putréfaction insupportable, ce qui n'empêche pas les Arabes d'apprécier beaucoup cet assaisonnement.

Lorsque les sauterelles s'abattent dans un champ de maïs ou de tabac, des enfants agitent des crecelles pour les effrayer et leur faire prendre une autre route, ce moyen réussit quelquefois.

Les scorpions se trouvent en très grande quantité sous les pierres ; il ne se passe pas de jour, en route, où quelques militaires ne soient piqués. Ces piqûres ne sont pas dangereuses ordinairement, elles amènent seulement un peu d'engourdissement dans la partie. Quelques frictions avec l'ammoniac, suffisent presque toujours pour faire disparaître tous les phénomènes.

Une espèce d'araignée, la *Tarentule*, fait des piqûres dont les résultats sont quelquefois fort graves. Un capitaine de la légion étrangère ayant été piqué par une araignée de cette espèce, retrouvée dans sa casquette, il survint, après quelques heures, des phénomènes cérébraux très inquiétants; on lui pratiqua plusieurs saignées, après avoir toutefois divisé crucialement la partie piquée qu'on lavait très fréquemment.

Il ne faut pas oublier de signaler les abeilles dont le produit est une des principales branches de commerce. Dans toutes les parties du Tell où les Arabes sont stables, on rencontre des écorces de chêne liège en forme de tuyaux cylindriques superposés; c'est dans ces tuyaux que les abeilles déposent leur miel, les Arabes s'en nourrissent, et en font un objet de commerce, comme de la cire.

Le Saharah algérien a ses espèces d'animaux, comme il a ses végétaux; ainsi les gazelles, ces gracieux hôtes des plaines de sable, l'antilope qui paraît avoir reçu par erreur de la nature, une laide tête de veau sur un corps élégant, les outardes qu'on ne trouve que dans la région des hautes plateaux et une foule d'oiseaux et d'insectes particuliers aux zônes du sud.

PRODUCTIONS DU SOL.

Les productions du sol sont différentes suivant qu'on les examine dans le Tell, ou dans le bassin du Saharah.

Depuis la plaine de Bône jusqu'au delà du versant sud du petit Atlas, la végétation est des plus belles : les fourrages y sont d'une qualité supérieure, et en assez grande abondance pour fournir aux autres provinces de l'Algérie. Les céréales dont la qualité est aussi fort belle, fournissent encore aux autres provinces. Chaque année, l'administration de la guerre, fait faire des chargements pour Alger et Oran. Ce sont les seules productions de la plaine.

De tout temps, la réputation de fertilité de cette plaine, a été aussi bien établie. Léon l'Africain dit: « que la vaste plaine de Bône, dont la longueur est de 40, et la largeur de 25 milles, est d'une fertilité extrême, et propre à la production de toutes sortes de graines ». Au 12e siècle, Edrisi rapportait « que, dans cette plaine, le blé et l'orge croissaient en abondance. »

L'Edough, dont la fertilité a de tout temps été connue, nous procure encore aujourd'hui des grains fort beaux.

Indépendamment des hautes forêts qui garnissent les flancs des montagnes, les arbres fruitiers y sont en abondance. Les Arabes de ces montagnes approvisionnent le marché de Bône en pèches, abricots, poires, pommes, etc. Les raisins qu'ils cultivent avec soin sont d'une qualité supérieure à ceux de tout autre point de l'Algérie.

Le petit Atlas offre un aspect encore plus riche, plus varié. Sa fertilité est des plus remarquables, il est arrosé par un grand nombre de ruisseaux qui se distribuent dans toutes les directions. Dans les ravins, sur les plateaux les moins élevés, le blé, l'orge, croissent en abondance. On y rencontre, à chaque pas de magnifiques jardins où se trouvent la vigne, le figuier, le noyer, l'oranger, le citronnier, le jujubier, le caroubier, l'olivier, le grenadier, et tous les fruits dont les Arabes font une si grande consommation en été, et qu'ils font sécher pour l'hiver. Les plateaux les plus élevés et même la cîme des monts sont couronnés de bois.

Les forêts des Beni-Salah qui, s'étendent sans interruption jusqu'à la Calle dans une étendue de vingt lieues au moins, sont remplies de chênes-zehn, dont une grande partie pourrait servir avantageusement aux travaux de la marine. Bruce dit avoir vu vis à vis de l'île Tabarka, d'immenses forêts de chênes plus que suffisantes pour fournir du bois de construction à toutes les villes commerçantes du Levant.

L'olivier s'y trouve abondamment. Le chêne-liège, dans le voisinage de la Calle, constitue des forêts. D'après l'opinion de M. Amantou, inspecteur-général des eaux et forêts, il serait en assez grande quantité pour fournir à toute l'Europe.

Enfin, l'orme, le fresne, l'aulne, le pin, etc., se rencontrent fréquemment.

Le versant sud de cette chaîne offre à peu près les mêmes avantages de végétation que le versant nord.

L'immense pays des *Hanenchas*, que Shaw regarde comme le plus fertile et le plus étendu de la Numidie où dit-il : «il n'y a presque pas un arpent de terre qui ne soit bien arrosé», est situé sur ce versant. Cependant vers la partie la plus déclive de la pente, le sol commence à se dégarnir, et n'offre plus, dans certains endroits, que les végétaux particuliers aux plaines avec lesquelles il se continue.

C'est au pied de la montagne que commence une nouvelle zône de terrain, d'un aspect tout différent, avec ses caractères particuliers et ses productions.

Autant la végétation est riche et belle sur les versants plats de la montagne, autant elle est pauvre et chétive, dans tout le pays, qui s'étend vers le sud. Ici, plus de jardins, plus de forêts, plus de côteaux verts, qui réjouissent l'œil. Plus de champs qui annoncent la richesse et le bien-être des populations ; les quelques monts que l'on rencontre, ne sont que des rochers abruptes, tourmentés d'anfractuosités qui dans la langue même du pays, ont des noms très significatifs, tels que l'écorché : *ElMeslouck*, la mère des doigts : *Oum-Mesouaba* à cause de l'analogie de ces crêtes avec les doigts de la main. Les plaines ne sont qu'une terre argileuse mêlée de sable, et couverte d'une maigre végétation propre à ces contrées, ce sont le *Chéa*, l'*Alfa*, le *Dis* et quelques plantes odoriférantes. Les eaux y sont rares, encore sont-elles toutes saumâtres.

Entre le Tell et le bassin du Saharah, sur les flancs de la chaîne de montagnes que l'on rencontre, se trouvent des pins en très grande quantité. Les Arabes exploitent ces forêts pour faire du goudron dont ils enduisent les chameaux ; mais une fois dans la région des hauts plateaux, l'œil est frappé de la couleur uniformément jaune du terrain. De temps en temps, un espace vert, se détachant sur ce fond terreux, indique que là, il y a une source entourée de quelques champs d'orge ou de blé ; encore ceci ne se rencontre-t-il que dans les six premiers mois de l'année, après la saison des pluies. Enfin en avançant vers le sud, la sécheresse, l'aridité est partout la même, jusqu'à ce que l'on arrive dans la région des Oasis. Là, si pendant un ou deux jours, le voyageur se trouve comme isolé, sous un soleil torréfiant, au milieu d'une mer de sable qui se confond avec le ciel, un bouquet d'arbres qu'il apperçoit au loin comme un vaisseau sauveur sur l'Océan, lui fait au moins espérer que bientôt, sous un frais ombrage, il pourra oublier ses fatigues.

Il n'en a pas toujours été ainsi de ces plaines. Quand Massinissa eut reçu de Scipion le titre de Roi, qu'il fut devenu le prince le plus puissant de toute l'Afrique, le jeune Numide fit adopter à ses frères des idées nouvelles, les fit renoncer à leur vie errante et tirer parti de la fertilité du sol. Les campagnes, sous la main de l'homme, se couvrirent de moissons; des villes furent établies, celles qui existaient furent agrandies et embellies; et la Numidie jusqu'alors stérile, ne tarda pas à offrir toutes les richesses des contrées les mieux cultivées. Salluste nous apprend que lorsque Metellus entra dans ce royaume du côté de la province romaine d'Afrique, les champs étaient couverts de troupeaux et de cultivateurs, et, qu'aux approches des villes et des bourgades, l'armée trouvait toujours des préfets du Roi qui venaient lui offrir de livrer du blé, et de voiturer les provisions nécessaires à la subsistances des troupes.

Toute la subdivision de Bône, autrefois comprise dans la Numidie, justifie peu dans son état actuel sa fertilité des temps anciens, surtout si l'on examine les belles plaines du sud. A toutes ces richesses a succédé dans bien des endroits une triste aridité. Mais ce n'est pas la terre qui refuse ses fruits, elle ne demande pour les répandre, qu'à être travaillée; il ne faut que des bras. Que n'obtiendrions-nous pas, nous, sur cette terre d'Afrique avec les éléments des Romains ! Avec une population laborieuse distribuée sur toute l'étendue de nos possessions, l'Afrique deviendrait un paradis terrestre.

Aujourd'hui, la plupart des Arabes qui habitent la zône des plaines négligent l'agriculture pour s'occuper de leurs troupeaux ; le sol leur fournit, sans culture, des pâturages près desquels ils séjournent, jusqu'à ce que la nécessité les force à s'établir dans un autre endroit. Ils sont encore nomades et peu leur importe la culture, puisque leurs immenses troupeaux doivent leur fournir des moyens d'échanges avec les Arabes qui cultivent.

Ceux-ci, au contraire se sont établis de préférences dans des pays de montagnes où les sources sont nombreuses; ils s'y sont construit des habitations, et là, ils mettent à profit, les leçons qu'ils ont reçues de leurs pères. Rien n'est plus beau que la partie de l'Atlas qui s'étend depuis la mer jusqu'aux plaines du sud ; ce pays peut rivaliser avec les contrées les plus fertiles de la terre, et sous la main d'hommes intelligents, au moyen de quelques travaux d'irrigation, habilement dirigés, il fournirait abondamment au bien-être de ses habitants.

Dans tout le bassin du Saharah, les terres n'offrent que des plages arides et désertes, les quelques cours d'eau qui serpentent à leur surface ne tardent pas à être engloutis dans les sables. Aussi n'est-ce que le long des ruisseaux, à peu de distance de leur source et autour de ces sources elles-mêmes, que quelques hommes paisibles, amis de l'agriculture, peuvent s'établir. Tout le reste de la population est essentiellement nomade.

Les végétaux les plus répandus dans la subdivision de Bône sont:

Les blés durs ou blés barbus; ils produisent de beaux épis, il n'est pas rare de voir quarante ou cinquante chaumes provenant de la même semence; Pline, rapporte « qu'une souche de blé envoyée d'Afrique à Néron, offrait trois cent quarante tiges provenant d'un seul grain. »

L'orge à six côtes d'un excellent rapport dans les pays chauds.

Le maïs dont les indigènes font une grande consommation,

Le tabac qui a de tout temps été cultivé par les Arabes ; aujourd'hui sa culture est mieux entendue, elle ne tardera pas à devenir une branche importante.

Les melons, les pastèques ; très renommés ; surtout les pastèques de la Calle.

La vigne dans certaines localités comme l'Edough, fournit des raisins excellents. Quelques propriétaires français ont fait faire du vin qui a une grande analogie avec les vins d'Espagne.

L'olivier, très répandu dans les environs de Bône, produit chaque année d'abondantes récoltes. Les olives sont plus petites que celles que fournissent les oliviers cultivés.

Les jujubiers, les noyers, les citronniers, les orangers, les caroubiers fournissent chaque année une grande quantité de fruits.

Les mûriers, objet d'un grand nombre d'essais, réussissent parfaitement dans la plaine de Bône.

Le ricin, plante herbacée en France, se trouve à l'état d'arbrisseau de 3 à 4 mètres d'élévation.

Le cotonier, dont la culture en Afrique remonte aux époques les plus reculées, a répondu aux espérances de quelques cultivateurs. Il en est de même de l'indigo.

Enfin, les plaines sont remplies d'une quantité considérable d'espèces herbacées ; et les flancs des montagnes, sont hérissés d'arbrisseaux tels que le genêt épineux, le myrte, le lentisque et des bruyères d'espèces tropicales.

Les arbres de haute futaie, constituent dans les différents points que j'ai signalés de magnifiques forêts.

Le laurier rose croît en abondance et forme le long des ruisseaux de magnifiques bordures dont les fleurs roses contrastent en été avec la sécheresse et la couleur jaune brûlée du terrain.

L'agave vulgairement appelée aloës, est en si grande quantité dans le voisinage de la mer, que les propriétaires forment avec cette plante autour des jardins, des haies impénétrables. Les feuilles de l'agave préparées donnent un fil très solide avec lequel on fait des cordes; on a même proposé d'utiliser ce fil pour en faire du papier. La tige acquiert jusqu'à quatre ou cinq mètres de hauteur; et une fois sèche, elle a assez de solidité pour être employée dans les constructions arabes.

Le cactus, figuier de Barbarie, fournit des fruits trop estimés par les Arabes, pour que partout on n'en trouve pas des plantations.

Dans la montagne, l'endroit où ces plantes sont réunies est appelé *Djenan, Jardin*, et est ordinairement clos par une haie. En été, le fruit, assez savoureux, est malheureusement trop apprécié, car souvent, dans nos hôpitaux, nous avons à combattre des accidents survenus par son abus.

Dans les régions au sud du petit Atlas, les espèces végétales sont infiniment moins variées. Dans la montagne on ne rencontre que le pin d'Italie, des bruyères, et d'autres bois à l'état d'arbrisseaux.

Ceux-ci pourraient incontestablement former des arbres, car on rencontre même des chênes au milieu d'eux. Mais c'est dans ces contrées que les troupeaux sont les plus considérables et comme quelquefois la plaine ne leur fournit pas suffisamment, ils sont conduits dans la montagne et dévorent les jeunes pousses des arbrisseaux. C'est une des causes de l'absence de bois dans ces contrées.

Dans les plaines je le répète, le *Chéa*, l'*Alfa*, le *Dis* sont les seuls végétaux que l'on rencontre.

Ces plantes dont je donne les noms employés par les Arabes pour les désigner, ne se trouvent pas dans le nord de l'Algérie.

Le Chéa, espèce d'armoise est très abondamment répandu. Le Dis et l'Alfa sont des graminées dont le chaume acquiert une grande hauteur.

Dans certaines contrées, ces plantes constituent la nourriture exclusive des chevaux et des troupeaux.

CHAPITRE II.

DES HABITANS, de leur genre de vie, de leurs usages, de leurs habitations.

De tout temps, quand l'homme a compris qu'un travail modéré pouvait lui procurer une espèce de bien-être, que la richesse des produits du sol l'invitait à la culture, il s'est fait habitant stable de cette terre hospitalière, et a renoncé à une vie de vagabondage pour jouir en paix d'un bonheur jusqu'alors inconnu.

Le nord de notre contrée, où le sol ne demande que la présence de l'homme pour fournir abondamment n'a pas tardé à attirer l'attention des peuples primitifs, ils s'y son établis, ont fondé quelques habitations, et s'y sont maintenus jusqu'aujourd'hui. L'agriculture est leur seule occupation, les troupeaux, très considérables, du reste, ne sont considérés que comme accessoires de leurs richesses. Mais en avançant dans le Sud, là où la terre est moins fertile, où elle ne fournit presque que ce qui convient aux troupeaux, force fut aux habitants de se conformer aux exigences des localités et de se faire pasteurs.

Cette différence dans le genre de vie en amène de bien grandes dans le caractère. Le peuple sédentaire, sous l'influence d'un état social mieux organisé, reconnaît des chefs, et leur obéit en tous points. Chez les Nomades, il n'y a que contestations, refus d'obéissance, désertions. Les Nemenchas, jusqu'au jour où nous leur avons imposé notre domination, avaient vécu en une espèce d'anarchie, où chacun agissait presque à sa guise, ne recevant d'ordre, et ne voulant se conformer aux volontés des chefs qu'ils s'étaient choisis, plutôt par habitude, que pour reconnaître en eux une autorité.

Toute la population de la subdivision appartient à deux races primitives.

Une partie de la chaîne de montagnes du Nord est habitée par cette race qui autrefois n'avait jamais eu de demeure fixe, que les Grecs appelaient Nomades et les Romains *(Nomidés)* Numides. Ces hommes, aujourd'hui retirés dans les montagnes par suite de l'invasion arabe, s'y sont tout-à-fait établis, ils ont conservé leurs coutumes anciennes, s'allient très rarement avec les Arabes, ont une religion qui diffère de la leur en quelques points, et parlent une langue qui leur est particulière, sans analogie avec la langue arabe. Ce sont les Berbères aujourd'hui généralement appelés *Kabiles*.

L'autre race d'hommes qui habitent une partie de la montagne et les plaines, appartient à ces Arabes qui sont venus de l'Arabie avec le projet de conquérir l'Afrique septentrionale, conduits par Oukbah, ils chassèrent devant eux les Berbères qui ne trouvèrent de refuge que dans les montagnes les plus inaccessibles de la côte, et vinrent s'établir en conquérants dans tout le pays au Sud de ces montagnes.

Ce sont les descendants de ces mêmes Arabes que l'on rencontre aujourd'hui, vivant, comme leurs ayeux, de peu de viande, de féculents et de fruits, ne buvant que de l'eau, et n'ayant pour tout abri qu'une tente qu'ils déplacent quand bon leur semble.

Quoique ce genre de vie renferme tous les éléments nécessaires à une suffisante réparation des forces, ces hommes sont généralement maladifs, leur constitution paraît détériorée, et ils sont loin de justifier ce que disait Salluste de leurs ancêtres, dans une description des Numides « ce sont, dit-il, des hommes robustes, agiles, durs aux travaux : sauf ceux qui périssent dans les combats, ou qui sont la proie des bêtes, la plupart meurent de vieillesse, rarement ils succombent à la maladie. »[1] Il est vrai que les anciens Numides (aujourd'hui les Kabiles) sont encore des hommes plus vigoureusement trempés que les Arabes, beaucoup plus amis du travail auquel ils se livrent sans relâche, ne se rebutant pas des fatigues mais, quoiqu'il en soit, si le passage de Salluste était vrai, ces hommes ont beaucoup dégénéré.

1 Genus hominum salubri corpore, velox patiens laborum; plerosque senectus dissolvit : nisi qui ferro aut bestius intenere; nam morbiis haud sœpe quemquam superat

(Salluste. Bell. Jugur, Chap. XVII.)

TRIBUS QUI HABITENT LA SUBDIVISION.

Le nombre des tribus qui habitent le territoire de la subdivision est très considérable ; le pâté de l'Edoug en comporte à lui seul vingt-deux ou vingt-trois. Mais peu offrent une importance marquée sous le rapport du nombre des habitants et des ressources de toute nature. Chaque tribu est elle-même divisée en un certain nombre de fractions qui, quoiqu'ayant une origine différente, obéissent cependant au même chef.

La plus grande partie des tribus de notre territoire, trop faibles par elles-mêmes pour avoir jamais eu un rôle particulier, ne s'est jamais montrée que comme auxiliaire des tribus principales ; celles-ci sont les seules dont les noms ont eu quelques retentissements, et contre qui nos troupes aient eu à agir.

Dans la plaine de Bône, les *Ouled-Diepp*, étaient autrefois très puissants, leur cheik avait, par une faveur spéciale, le droit de haute justice sur ses administrés, et ne devait au Bey qu'un impôt; aujourd'hui cette tribu a beaucoup perdu de son ancienne splendeur.

Les *Sebbah* les *Beni-Urgin*, qui ont reconnu l'autorité des troupes françaises peu de temps après leur arrivée à Bône, se sont toujours montré des sujets dévoués et ont fourni et ournissent encore des spahis au 3e Régiment.

Les *Karèssas* qui après avoir lutté pendant quelque temps, n'ont pas tardé à proposer une soumission complète.

Toutes les tribus qui occupent la montagne de l'Edoug, fort peu importantes, prises isolément, mais fortes par leur nombre et les difficultés du pays quelles habitent obéissent toutes au même kaïd.

Au centre de la plaine de Bône sont les *Merdès*, tribu dont le nom et la réputation sont bien anciens. Léon dit : La plaine de Bône est cultivée par des tribus arabes appelées Merdez ; ils ont un nombre immense de troupeaux, de grand et de petit bétail, et comme l'argent est très rare chez eux, ils apportent à Bône une grande quantité de beurre. » L'emplacement de cette tribu est très favorable ; elle est située sur la partie de la plaine qui se continue avec la montagne ; ses habitants sont agriculteurs et faisaient autrefois le commerce des grains avec la compagnie d'Afrique.

Les *Beni-Salah* habitent la montagne, leur pays est très riche.

Les *Ouled-Dan*, les *Ouled-Messaoud*, les *Ouled-Dia*, les *Chiebnas*, les *Oule-Ali*, les *Ouleb-Arib*, les *Krumhirs*, occupent le versant septentrional du petit Atlas.

La plus grande partie du versant méridional de cette montagne est habitée par les *Hanenchas*, tribu puissante et guerrière, dont le territoire est d'une très grande richesse. Cette tribu fut entièrement soumise en 1843.

Sa réputation a de tout temps été fortement établie, et la valeur de ses chefs et de ses habitants, a souvent inquiété les Beys de Tunis et de Constantine. Peyssonnel raconte à l'égard de la fille de Boisis, chef des Hanenchas, en 1724 ; une anecdote qui montre le courage de cette héroïne.

Le Bey de Constantine et celui de Tunis ayant attaqué à l'improviste Boisis, le défirent facilement, quoiqu'en temps ordinaire, il put mettre de huit à neuf mille cavaliers sur pied. Assem, Bey de Constantine, non content d'un succès aussi facile et voulant le rendre plus brillant par la prise de Boisis, laissa son Kalife et ses Turcs pour le poursuivre ; les exhortations de Boisis qui désirait reprendre des avantages, ne purent rien sur ses sujets effrayés de la promptitude de l'attaque, et de la rapidité du succès, tous étaient disposés à se soumettre lorsque Elgic-Bent-Boisis-Bent-Nazer, fille de Boisis, se fit apporter ses vêtements les plus beaux, s'en étant revêtue, elle monta à cheval, appela les femmes et les filles des parentes ou amies qui montèrent aussi à cheval, puis elle harangua les femmes en leur disant. « Puisque ces hommes n'ont pas le courage d'aller contre les Turcs, qui viendront bientôt nous violer à leurs « yeux, allons nous-mêmes défendre chèrement notre vie, et « nôtre honneur, et ne restons plus avec ces lâches ; « puis découvrant sa gorge et la montrant aux hommes, elle leur cria « Enfant de Nazer, qui voudra sucer de ce lait, n'a qu'à me suivre. » Cette énergique allocution eut un plein succès, les Arabes se précipitèrent avec tant de vigueur sur les Turcs qu'ils les battirent complètement, et reprirent le butin qui leur avait été enlevé.

Ce fait, s'il est vrai, prouve l'énergie guerrière des habitants de cette grande tribu et ajoute un nouveau lustre à la valeur de nos armes. La soumission des Hanenchas a exigé de grands efforts, mais aujourd'hui, cette tribu est entièrement fidèle aux conditions qu'elle a acceptées.

Les *Ouled-Moumen*, les *Ouled-Kriards* occupent avec les *Hanenchas*, le versant Sud du petit Atlas.

Les plaines au Sud de la montagne sont habitées par les *Beni-Barbar*, les *Maathelas* les *Ouled Yaya-ben-Taleb*, et les *Caroubes* du Hanactas chouias, originaires de l'Aures. Ces peuples sont moins stables que ceux de la montagne, ils sont pasteurs et agriculteurs, et à certaines époques de l'année, ils quittent momentanément leur pays pour chercher ailleurs des pâturages.

Au delà de la chaîne qui sépare le Tell du Saharah algérien, le pays est exclusivement habité par les *Nemenchas*, tribu qui n'a été visité par aucun Européen et sur laquelle on ne trouve dans les auteurs anciens qu'une note fort courte. M. Dureau de la Malle trouve dans Shaw que la rivière hamise sépare le pays des Hanenchas de celui des Nemenchas; c'est évidemment une erreur, et Shaw n'a pas visité le pays des Nemenchas, car, deux tribus importantes se trouvent établies entre les Hanenchas et les Nemenchas. Shaw ajoute que c'est une nation puissante et nombreuse, mais turbulente et grossière. Ce fait est encore vrai aujourd'hui. Le pays qu'habite cette tribu est très propre à l'insoumission, il est très étendu, l'eau y est rare, quelques ravins bordés de masses de rochers abruptes le traversent dans différents sens, et devant elle, au Sud, s'étend l'immensité du désert avec lequel sont familiarisés les habitans de cette tribu.

Souvent en lutte avec leurs voisins, le Nemenchas n'avaient reconnu aucune autorité jusqu'au jour où nous leur avons imposé la nôtre. C'est une tribu qui ne doit ses richesses qu'à ses immenses troupeaux.

Toutes les tribus que j'ai indiquées ne sont pas les seules qui habitent la subdivision de Bône, mais ce sont les principales.

RAPPORT AVEC LES EUROPÉENS.

La contiguité de la subdivision de Bône avec la régence de Tunis dont les habitants ont eu de tout temps des rapports avec les Européens, a beaucoup contribué, sans doute, à faire accepter l'autorité française beaucoup plus promptement dans cette partie de l'Algerie.

La zône Nord, livrée à la culture, n'a pas tardé à voir que la paix lui apportait des bénéfices considérables, et elle a abandonné le fusil pour la charrue : les tribus voisines ont suivi le mouvement, et bientôt le Sud y a participé, car il a compris, que, pour son bien-être, il devait continuer son commerce d'échanges. Tous les habitants sont, du reste, par caractère, plus pacifiques que guerriers, et quand, de temps en temps des troubles éclatent, c'est toujours à l'instigation d'envoyés de l'Ouest, et jamais ils n'ont la persistance de ceux des autres provinces.

Aujourd'hui de Bône à Tebessa, et sur tous les points intermédiaires, il y a des espèces de comptoirs établis, et le commerce est déjà bien organisé entre des négociants de Bône et des Arabes de Tebessa qui vont eux mêmes faire des acquisitions dans le pays au Sud de cette ville.

Dans les points les plus raprochés de Bône qui sont quelque fois visités par les Européens, une franche hospitalité de la part des Arabes fait voir que la civilisation a déjà fait de grands progrès, et depuis longtemps, il n'y a pas d'exemple qu'un voyageur ait été victime d'une trop grande confiance.

Ces précieux avantages sont incontestablement dûs au commerce.

LE COMMERCE

Le principal commerce de Bône aujourd'hui est naturellement celui des productions du sol.

Les marchés sont approvisionnés par des caravanes venues de tous les points de la subdivision jusqu'aux Hanenchas inclusivement, l'orge et le blé y abondent.

Les bestiaux ont de tout temps été très nombreux. Lorsqu'en 1840, les vivres manquaient à Alger, par suite des mauvais temps qui empêchaient les arrivages de France ou d'Italie, Bône a fourni aux autres provinces.

Les chevaux ont remonté plusieurs régiments de l'Algérie.

Les cuirs sont l'objet d'un commerce considérable.

Les laines, à quelques époques de l'année, encombrent le marché, indépendamment de toutes les affaires qui se traitent dans les tribus, entre les Arabes et les négociants de Bône; elles sont d'une fort belle qualité surtout celles du Sud qui nous sont apportées avec des haïcks, des burnous, et autres vêtements à l'usage des arabes.

Tous les points de la subdivision nous fournissent du miel et de la cire.

Les objets de harnachement et de labour, comme les socs de charrue, se confectionnent avec succès dans quelques localités, il en est de même des tapis.

Enfin les Arabes emportent pour l'ornement de leurs tentes et de leurs femmes, de la poterie, de la verroterie, de la ferblanterie, de la quincaillerie.

Le principal commerce de la subdivision consiste en grains et bestiaux.

CHAPITRE III.

BONE, LA CALLE, GUELMA.

Avant d'entrer dans les considérations relatives à la climatologie générale de tout le pays, nous avons cru devoir parler plus spécialement des villes habitées depuis longtemps; elles sont peu nombreuses : trois seulement sont aujourd'hui des centres de population : Bône, La Calle, Guelma.

BONE

Situation.— Historique.— Physionomie actuelle.— Port et Rade. — Agrandissement de Bône. — Climat. — Route de l'Edoug. — Route de Constantine. — Marchés arabes. — Le caravenserail. — L'abattoir — Hippone. — L'atelier des condamnés. — Le Harat. — Route du fort Génois. — Encore un mot sur l'agrandissement de Bône — Le Lazaret. — Les caroubiers. — La pépinière du gouvernement. — Le fort Génois. — Tableaux statistique.

Situation. Bône, chef-lieu de la subdivision, est située à 5° 50' de longitude Est, et à 36° 75' de latitude Nord sur la côte, à 1,800 mètres des ruines d'Hyppone, à cent dix lieues environ à l'Est d'Alger.

Historique. Bône fut construite par les Arabes en 697; les ruines de l'ancienne Hyppone, détruite deux siècles auparavant, servirent probablement à l'édification de cette nouvelle ville.

Le choix de cette localité fut sans doute fixé, à cause de l'encombrement de l'embouchure de la Seybouse, ancien port d'Hyppone, et de l'agglomération des sables de la mer dans toute la partie qui se trouve aujourd'hui au pied du *Djebel-Edoug*. La grande quantité de jujubiers qui existaient et existent encore aujourd'hui sur les collines qui entourent la ville, lui a fait donner le nom de *Bled-el-Aneb*, (ville des jujubiers.)

Dépourvue d'abord de toute espèce de travaux de défense, Bône n'était pour ainsi dire qu'un entrepôt de commerce, mais comme toutes les villes naissantes et dans une voie de prospérité, elle ne tarda pas à appeler l'attention des souverains voisins. Les Beys de Tunis, les plus voisins, regardèrent cette ville comme devant être une sentinelle avancée de leurs états, ils s'en emparèrent et firent construire, en 1,300, un fort à l'endroit où est la Casbah. Les Gênois, les Catalans qui faisaient la pêche du corail sur toute la côte depuis Bougie jusqu'à la Calle, avaient des entrepôts dans la ville de Bône, avec l'autorisation des Beys de Tunis à qui ils payaient une contribution annuelle. Charles-Quint, maître de Tunis, envoya Pierre de Navarre, avec une garnison pour occuper Bône ; c'est à cette époque que la Casbah fût bâtie telle qu'elle était avant l'explosion de 1837. Plus tard, les Espagnols évacuèrent une grande partie de la côte et d'abord Bône. Les Tunisiens voulurent reprendre leurs anciens droits sur la ville, ils revinrent s'y établir, mais leur règne ne fut pas de longue durée. Les Turcs s'emparèrent de la citadelle dans laquelle ils conservèrent une garnison jusqu'en 1830.

C'est le 2 août de cette année que le général Damremont entra dans la ville, favorablement accueilli par la population ; son installation y fut marquée par quelques combats opiniâtres pendant les 15 jours qui suivirent son arrivée, nos succès furent sans résultat, car le 18 août, par ordre supérieur, la place fut évacuée, ce ne fut qu'en 1832, dans le mois de mars, que les marins conduits par les capitaines d'Armandy et Youssouf s'emparèrent de la Casbah, et livrèrent définitivement Bône à la France.

Cette ville, comme toutes les villes arabes, n'était, à proprement parler, qu'un receptacle d'immondices de toute espèce, les rues étroites et tortueuses, étaient bordées de maisons basses et humides, tout y était dans un état de viciation dont nous ressentîmes malheureusement les effets pendant les premiers temps de l'occupation.

Le temps n'a pas encore pu faire oublier ces régiments dont les quatre cinquièmes perdirent la vie, ravagés par les épidemies de fièvres nées au milieu de toutes ces matières fermentées.

Physionomie locale. Bône ancien a presque complètement disparu, il n'en reste plus que quelques quartiers fort restreints, au milieu desquels de nouvelles constructions se sont déjà élevées. Les masures mauresques sont en minorité.

Au premier coup-d'œil, Bône offre l'aspect d'une jolie petite ville de France, les rues nouvellement percées, sont larges, presque toutes bien pavées, les maisons, de nouvelle construction, bien alignées, sont tout-à-fait appropriées aux usages français, quelques-unes offrent une apparence de luxe digne d'une grande ville.

Les eaux venues du *Djebel-Edoug* sont habilement distribuées au moyen de conduits qui partent tous d'un grand réservoir situé dans l'intérieur de la ville ; les conduits s'ouvrent dans des bornes-fontaines placées à l'angle de presque toutes les rues.

Un hôpital militaire récemment construit domine la ville, il est parfaitement situé, ayant vue au N. E. sur la mer, et au S. O. sur toute la ville qui s'affaisse sensiblement, et sur toute la campagne environnante. L'hôpital peut contenir 600 lits. Ce chiffre est ordinairement suffisant, mais pendant plusieurs mois de l'année (Juin, juillet, août et septembre,) on est obligé d'encombrer les salles, circonstance fâcheuse et toujours pernicieuse dans les moments où l'excessive chaleur et les émanations miasmatiques sont les seules causes du développement des maladies. Au chiffre ordinaire des maladies militaires, viennent se joindre les indigènes et les civils du sexe masculin, ce qui augmente encore l'encombrement. Les bâtiments de l'hôpital militaire sont dominés par un minaret de construction mauresque, orné d'un cadran.

Il n'existe pas, à proprement parler, d'hôpital civil à Bône, une salle de femmes contenant 40 lits, reçoit les plus nécessiteuses, mais elle est toujours insuffisante. Dans une ville où l'on appelle une population étrangère à la localité, où l'on veut établir un noyau de colonisation, la première préoccupation devrait être le soulagement de l'infortune, il faut se rappeler que toutes les fois qu'un groupe d'individus de différent sexe, de différents âges, quitte son pays natal pour venir s'établir dans un autre, il doit payer son tribut au nouveau climat, au ciel pour qui il est étranger. Les deux tiers au moins des émigrants tombent malades dans le premier semestre après leur débarquement, et quand on songe que parmi les gens sur qui on compte pour la prospérité de la colonie, il n'y en a que très peu dont les moyens peuvent parer aux premiers besoins de la vie, on a le droit de s'étonner qu'il n'y ait pas à Bône, après quinze ans d'occupation, un lieu de réfuge bien établi, tout-à-fait organisé, où les malheureux trouvent des soins. Il résulte de ce défaut que des malades sans abri, sans nourriture, dans l'impossibilité absolue de travailler, se livrent à la mendicité, et deviennent ainsi une plaie pour la colonie. Partout où il faut créer, il ne faut que des bras vigoureux, mais il faut aussi leur assurer des lieux de repos, de salut pour les circonstances malheureuses. Si, dans une colonie naissante, où le sol ne fournit pas encore les éléments nécessaires à la vie, on éliminait toutes les bouches inutiles, les vieillards autres que les chefs de familles,

les vieilles femmes sans enfants propres au travail, et tout cet essaim de gens atteints de vice de constitution, de maladies incurables, de débilité générale, si enfin on soumettait tous les jeunes gens à une espèce de contrôle analogue à celui auquel sont soumis les militaires avant leur entrée au service, le noyau de population serait long à se former, il est vrai, mais il fournirait les éléments d'une prospérité incontestable ; et une foule de gens inutiles ne gêneraient pas les efforts de ceux qui travaillent avec ardeur.

Il y a à Bône, plusieurs casernes, la caserne de cavalerie située *extrà-muros* est belle, grande et commode. La caserne dite d'*Orléans*, sert à loger une partie des troupes d'infanterie. La bibliothèque militaire est dans une pièce du même bâtiment.

Le quartier des Spahis n'est pas digne de ce nom. Ce sont des baraques en planches construites peu de temps après l'occupation, et aujourd'hui ouvertes à tous les vents.

L'arsenal, la manutention, la douane sont des bâtiments construits tout récemment et appropriés à leurs usages. L'église actuelle, espèce de cave dans laquelle on descend par quatre marches, est une construction moresque, modifiée pour l'exercice du culte, c'est un lieu incommode et surtout malsain, on n'en pourra pas dire autant de celle qui est aujourd'hui en construction en dehors des murs. Celle-ci grande, bien située, d'une architecture élégante, sera l'un des ornements de la jolie petite ville de Bône. Une mosquée principale est affectée au culte musulman. Le minaret du haut duquel le *muezzin* appelle les fidèles à la prière, ne ressemble en rien à ceux que l'on rencontre ordinairement en Algérie. C'est une espèce de colonne cylindrique surmontée d'une flèche très élancée. Le tout est d'une légéreté, d'une élégance qui n'appartiennent qu'à certains minarets de Constantinople. La synagogue de Bône est célèbre chez le peuple israélite à cause de sa bible miraculeuse.

Les prisons civile et militaire devraient, avant tout, attirer l'attention de l'autorité. On a affecté à cet usage deux bâtiments de construction moresque qui ne sont ni commodes, ni surtout bien aërés ; l'encombrement que l'on a malheureusement souvent occasion de constater est pernicieux pour les hommes qui doivent y faire un long séjour.

Au centre de la ville, la place *Rovigo*, avec son jet d'eau entouré d'un cercle de fleurs, est un lieu de réunion et de promenade. Deux rangées d'arbres nouvellement plantés, offriront plus tard leur ombrage aux promeneurs. Les maisons qui forment le quadrilatère assez régulier de la place sont hautes et toutes bâties sur le même modèle : les arcades du rez-de-chaussée forment des galeries dont on apprécie l'utilité dans les jours de chaleur ou dans les temps de pluie : les trois rues principales de la ville aboutissent sur cette place.

La ville de Bône s'ouvre à l'extérieur par quatre portes. Les portes *de la marine*, *de la Casbah*, *de Constantine et Damremont ;* elle est fermée au N. E. par les falaises qui bordent la mer, dans la partie qui se continue avec la plaine, un mur d'enceinte de 8 mètres de hauteur orné de tours carrées offre une suffisante fortification.

La Casbah, bâtie par Pierre de Navarre, et reconstruite entièrement par les Français après l'explosion de 1837, domine la ville au Nord. Les casernes spacieuses qui se trouvent dans l'intérieur du fort peuvent loger 2,000 hommes. Le fort des Santons est aujourd'hui une infirmerie régimentaire et un dépôt de convalescents.

Comme moyen de défense, la ville possède, indépendamment de son armement particulier, la Casbah, le fort Cigogne, bâti sur les rochers qui s'avancent dans la mer dans une position avantageuse, la batterie du Caserin, celle des Caroubiers et le fort Gènois à 2 lieues au N. O. de la ville.

Port et Rade. Le port de Bône, n'est pas à proprement parler un port; les tartanes, les balancelles peuvent seules s'y abriter, encore par les gros temps, cherchent-elles un refuge dans la Seybouse. Les chargements et déchargements de navires se font au moyen de canots et bateaux plats qui viennent à l'extrémité d'un môle. Le port n'existe donc pas.

La rade n'est qu'un fond de sable hérissé de quelques pointes de rochers, les navires à l'ancre n'y tiennent pas par le gros temps. Elle est très faiblement défendue par les roches du Lion au N. O. et le fort Cigogne au Sud. Un môle a cependant été construit à l'extrémité des rochers, sur lesquels est bâti le fort, mais il est encore insuffisant, ce n'est qu'en été que les navires peuvent tenir dans la rade de Bône, dans les autres temps, ils cherchent un refuge au mouillage des Caroubiers et du fort Genois. Le premier est à une demi, le second à deux lieues de la ville.

Un grand nombre de projets ont déjà été étudiés pour établir dans le voisinage de la ville un port sûr et facile; les éléments se trouvent tout naturellement disposés entre les rochers du Lion et du fort Cigogne. L'espèce d'anse dans laquelle s'abritent aujourd'hui les navires est profonde, et l'ensablement impossible.

C'est dans ce point. que le creusement d'un bassin et d'un chenal, pourraient offrir la sûreté et la commodité.

Pour le moment, la continuation de la route carrosable qui doit relier Bône au fort Gènois, permettra le chargement et déchargement des navires que le mauvais temps retiendrait dans ces mouillages.

Agrandissement de Bône. La ville actuelle insuffisante

pour les besoins et l'augmentation progressive de la population doit avant peu, recevoir dans son enceinte, une grande étendue de terrain. C'est nécessaire et favorable à la salubrité, nécessaire, parce que l'augmentation dans les cultures, dans le mouvement commercial du port, dans l'exploitation des forêts et des minières des environs de Bône exigent un grand centre de population et de grands entrepôts; favorable à la salubrité, parce que l'agglomération des individus dans une localité retrécie, et surtout dans un pays où la chaleur est forte et les émanations délétères presque constantes, est une circonstance défavorable et qui peut engendrer toute espèce de maux. Mais le choix de l'emplacement de la nouvelle ville n'est pas, à notre avis, irréprochable. Bône est bâtie en amphithéâtre du N. E. au S. O. La partie supérieure de la ville, reçoit la brise fraîche de la mer qui modifie considérablement la nature des exhalaisons des marais de la plaine, et qui, en été, rafraîchit l'atmosphère. La partie inférieure, au contraire, qui se continue avec la plaine, ne reçoit jamais cette bienfaisante brise ; le soleil darde d'aplomb sur elle, sans que rien dans la nature vienne diminuer son action, il en est de même des miasmes qui, plus lourds que l'air, voyagent toujours dans les couches inférieures, aussi se font-ils plus vivement et plus fâcheusement sentir dans la partie basse de la ville ; de plus, dans la saison des pluies, le terrain qui doit entrer dans la nouvelle ville, est tout-à-fait détrempé par les eaux qui séjournent dans le voisinage. Des considérations d'une grande importance, ont probablement fait opter en faveur de ce terrain, pour l'agrandissement de la ville, mais, hygiéniquement parlant, le choix est mauvais. Les pentes qui s'élèvent au Nord de la ville en longeant les bords de la mer, sont bien préférables. Les travaux à exécuter sur ce terrain pour le disposer à recevoir une nouvelle ville sont considérables, tandis qu'ils paraissent, au contraire, à première vue, à peu près nuls sur l'emplacement choisi, mais il n'est pas probable que ce motif soit pour quelque chose dans le choix. Les meilleurs travaux, les plus solides sont toujours ceux qui ont été bien étudiés, et pour lesquels on n'a rien économisé. Les avantages de la brise de mer, l'action moins facile et moins vive des exhalaisons de la plaine, seraient les bénéfices de la nouvelle ville sur les plateaux du Nord, et, quand la nécessité du creusement d'un bassin se sera fait sentir, le commerce trouverait encore de plus grands avantages dans cette position. Nous reviendrons sur cette question en examinant le terrain où, à notre avis devrait s'élever la nouvelle ville.

Climat. Le climat de Bône, si on ne considère que la ville, est salubre, grâce aux travaux qui ont été exécutés dans l'intérieur et que l'on continue avec ardeur, mais comme il est impossible d'isoler la ville du pays qui l'entoure, celle-ci reste toujours influencée par les miasmes de la plaine, surtout au printemps et à l'automne, lors des premières pluies auxquelles succèdent des séries de jours chauds.

La chaleur en été est ordinairement très forte. La disposition de la ville est telle qu'elle ne jouit jamais des vents de mer. Le soleil darde sur elle ses rayons pendant les heures les plus chaudes de la journée. Du 15 juin au 1er septembre, la chaleur est pénible à supporter; au moindre exercice, succède un anéantissement complet; aussi voit-on peu de personnes dans les rues dans le milieu de la journée, au moment où le mercure du thermomètre monte à 38 ou 40 degrés centigrades à l'ombre.

L'automne et le printemps, sont les saisons les plus agréables de l'année; au printemps, les collines boisées qui entournent la ville, se parent de toutes leurs richesses, la chaleur douce de cette saison vivifie, donne du ton à tous les organes, on n'a pas encore à lutter contre les maladies de la saison chaude, et on se trouve débarassé des incommodités de la saison humide, c'est certainement le moment le plus beau de l'année. L'automne est ordinairement chaud pendant la première moitié, plus tard, les pluies arrivent par intervalles, suivies de beaux jours; les maladies qui ont débuté pendant l'été avec gravité ou qui ont plusieurs fois récidivé, se compliquent ordinairement alors d'affections organiques dont la terminaison est souvent fatale. L'hiver est caractérisé par les pluies quelquefois fort abondantes; elles commencent à tomber vers la fin de novembre et se continuent jusqu'au mois d'avril. La quantité d'eau qui tombe, année moyenne, est beaucoup plus considérable que celle qui tombe dans la plupart des villes de France quoiqu'il y pleuve pendant 8 ou 9 mois de l'année. La moyenne pour Bône est de 75 centimètres.

La disposition et la nature du terrain des environs de Bône, favorable à la conservation des eaux de pluies, amène indépendamment des nombreuses affections des saisons chaudes, des maladies des voies respiratoires causées par l'humidité constante du sol.

Vents. Les vents les plus fréquents en hiver sont ceux du Nord et du Nord-Ouest ; ils sont toujours accompagnés de pluie. Ils fatiguent peu les navires au mouillage, parce que les dernières pentes de l'Edoug abritent la rade de ce côté.

En été, les vents d'Est Sud-Est et Sud sont presque constants. Ce dernier que nous appelons *Siroco* amène toujours un sentiment de malaise, d'anéantissement, et et surtout de suffocation causée par l'excessive chaleur et la poussière impalpable qui répandue dans l'atmosphère, fatigue la vue et gêne la respiration.

Au printemps et à l'automne, les vents sont très variables, mais leur action est beaucoup moins appréciable que dans les deux autres saisons.

Environs de Bône. Sous ce titre, et comme exerçant une influence climatérique sur les plus grandes parties de la subdivision, il faut envisager toute la grande plaine de Bône pour laquelle nous avons réservé un chapitre spécial, ne nous occupant ici que des parties les plus voisines de la ville.

La beauté des sites des environs de Bône a toujours été appréciée par les voyageurs, aucun point, en effet, après les verdoyants côteaux de Moustapha où les habitations mauresques, blanchies à la chaux, se détachent harmonieusement sur les fonds toujours verts des collines, et les bois d'orangers de Blidah où l'on respire un parfum énivrant, aucun point dis-je, n'offre un panorama plus riche et plus varié.

Les collines de l'Édoug, couvertes d'une riche végétation, où les nombreuses plantes montrent toutes les nuances de vert si multipliées que la nature s'est plu à créer, s'élèvent mollement vers des crêtes hardîment découpées sur un ciel bleu. La plus élevée le *Bou-Zizi*, est à 700 mètres au-dessus du niveau de la mer. Des arbres de toutes les essences s'y disputent leur place et entrelacent capricieusement leur couronne. Dans les vallons, les Arabes ont fait des jardins fruitiers et ont réservé pour la culture des céréales les parties les plus déclives de la pente qui se continue avec la *petite plaine* de Bône.

Au fond de celle-ci, s'ouvre la riante vallée de *Kermich* traversée par le ruisseau d'or, c'est la plus délicieuse promenade des environs de Bône. Elle n'est séparée de l'humide vallée des *Kharésas* que par les derniers contreforts de *l'Edoug* qui viennent, en s'abaissant vers l'est, former une espèce de cap au millieu de la plaine.

De Bône, l'œil plonge à une profondeur de 4 lieues dans la vallée des Kharésas. Bordée à gauche par les mamelons d'Hyppône, célèbres à plus d'un titre et par les collines de la *Hel-Élita*. Un pont en pierre de taille de construction toute récente, jeté sur le *ruisseau d'or* donne accès dans cette vallée. La route dite des *Kharésas* qui la coupe suivant sa longueur, longe les bords boueux de la *Boujimah* jusqu'à la maison crenelée occupée autrefois par nos avants-postes.

Si de ce point, on se retourne pour jeter un dernier dernier regard sur Bône avant de doubler l'angle que forme la vallée en courant vers l'Ouest, on jouit du plus joli tableau qu'on puisse imaginer. Les colllines boisées qui bordent la vallée, forment un encadrement digne du site qui se déroule dans le fond. Le premier plan quoiqu'uniformément vert, est agréablement découpé par les flexuosités de la *Boudjimah*, dans les eaux de laquelle scintillent les rayons du soleil. Plus loin, Hyppône et ses oliviers, l'embouchure de la Boujimah, les bords de la mer, enfin dans le fond du tableau, Bône qui apparait comme une carrière de pierres blanches dominant une nappe argentée coupée dans tous les sens par les mâts et les cordages des bâtiments du port à gauche. La Casbah, se détachant sur le fond noirâtre de l'Édoug, montre encore sa ceinture de murailles grises au dessus de la coquette petite ville. Tous ces ensembles si harmonieusement disposés constituent un paysage qu'on ne peut se lasser d'admirer.

Au Sud-Est, et au delà de la rade de Bône, la plaine

se déploie jusqu'aux premiers chaînons de l'Atlas. L'horizon ne s'étend pas à moins de quinze lieues, et par un temps clair, la vue plonge dans les larges vallées qui coupent les flancs nord du géant africain. Plusieurs routes établissent des communications entre la ville et les différents points habités par les colons. Elles ont été tracées sous l'administration et par les soins de M. le général de division Randon. L'une d'elles va de la ville au sommet de l'Édoug. Sans être la plus importante, elle était cependant une des premières à faire et celles qui offrait le plus de difficultés : il a fallu gravir avec une pente très rapide une hauteur de 700 mètres ; mais avec elle, l'exploitation des forêts qui couronnent le sommet de la montagne est possible, et les Arabes trouvent une facilité plus grande pour approvisionner nos marchés.

Une colonne a été élevée en l'honneur du général qui a ordonné les travaux, et des régiments qui les ont exécutés.

Dans son état actuel, la route n'est praticable pour les voitures que pendant la belle saison, mais telle qu'elle est elle est déjà d'une grande utilité et on n'a plus à escalader des pans de rochers ou à plonger dans le fond des ravins comme il arrive en suivant la route des Arabes.

Au pied de la montagne, s'élève aujourd'hui un village, encore peu considérable il est vrai, mais il ne renferme que des travailleurs et il réunit pour cela plus d'éléments de succès que beaucoup d'autres. Contrairement à ce qui se passe dans les autres créations, la première maison qui y fut bâtie, fut une usine ; partout ailleurs, les premières maisons ne sont pas plutôt achevées que l'on compte autant de cabarets que de maisons. Il serait cependant bien nécessaire de donner aux choses une autre impulsion et de n'autoriser la création de cabarets qu'en raison de la population, car ces lieux ne portent pas atteinte seulement à la bourse des travailleurs, mais encore à leur force morale si nécessaire partout où il y a à créer; là ils perdent leur temps, leur argent, et contractent des habitudes d'oisiveté et de débauche; il faut beaucoup de vertu, plus de vertu que l'on ne peut en supposer à la majorité des hommes pour résister aux occasions, quand elles peuvent se présenter à chaque instant, et, une administration sage doit tout prévoir, et doit d'abord penser à restreindre ces occasions en diminuant le nombre des lieux où elles peuvent se présenter; avec cette précaution, les travaux seraient poussés plus activement et une partie de la population, la partie la plus paresseuse, ne serait pas autorisée à vivre aux dépens de l'autre. Voilà, certainement une des causes qui rendent les progrès si lents, et amènent une appréciation si fâcheuse des faits qui se passent en Afrique.

La route conduit au sommet de l'Edoug en montrant sur ses bords les paysages les plus riches et les plus variés. Sur les hauteurs, la nature change en quelque sorte d'aspect, les arbres du midi de la France et de l'Afrique, comme l'olivier, l'oranger, sont remplacés par des chênes de la plus belle venue; si, de ces ombrages frais, on jete un coup d'œil sur la plaine que l'on domine, on se prend à regretter de devoir descendre sous les rayons d'un soleil cuisant, en bas tout est brûlé, en haut, tout est vert. De là Bône et ses environs, offrent une succession infinie de plans dont les derniers vont se perdre dans un lointain vaporeux.

Une compagnie de soldats-ouvriers, sous la direction d'agents de l'administration des eaux-et-forêts, est chargée de l'exploitation des bois pour les besoins de l'armée de terre et de mer.

La plus grande richesse de la subdivision de Bône consiste en forêts, aucun autre point de l'Algerie n'en possède autant : aussi, est-ce bien à juste titre que l'on réclame d'une façon toute spéciale, l'attention du gouvernement sur ce pays, une grande partie des bois de construction que nous nous procurons aujourd'hui à grands frais chez l'étranger, pourrait nous être fournie par les forêts d'Afrique. Il ne faut plus pour les exploiter, qu'attendre des routes convenables

Route de Constantine. La porte de Constantine s'ouvre à l'Ouest de Bône, sur la petite plaine où l'on a formé le projet d'agrandir la ville.

Les Arabes se réunissent tous les matins sur une petite place en dehors des murs pour offrir aux acheteurs les produits de leurs cultures ou les animaux qu'ils élèvent dans les douars. Le marché arabe offre tous les jours un spectacle des plus animés. Au milieu des Arabes, réunis en grand nombre, pour la plupart couverts de guénilles, se pressent les chameaux, les mulets, les ânes dont les charges sont déposées sur la place, parmi les groupes se montrent quelques robes françaises dont la fraîcheur contraste avec les vêtements souillés des Arabes C'est une confusion qu'apprécient peu nos dames mais que nécessitent les premiers besoins de la vie. La voix des crieurs publics, des vendeurs domine le brouhaha, qui se fait dans cet espace retréci où l'on est obligé de parler très haut pour se faire entendre même de son voisin. Les Arabes, habitués dans la campagne à s'interpeller de loin, dépensent même dans le tête à tête toute la vigueur de leurs poumons pour se dire des choses insignifiantes, à plus forte raison dans les marchés où se débat une question capitale pour eux, celle de l'argent.

L'encombrement ordinaire du marché arabe cessera dès que le caravansérail dont les travaux sont commencés sera terminé, mais pour cet établissement comme pour beaucoup d'autres qui ont été construits en Algérie et pour quelques uns dont Bône n'a joui que fort peu de temps, les questions n'ont pas été suffisamment étudiées. Parce qu'un terrain offrait une surface bien unie, qu'il paraissait ne pas y avoir de travaux préalables à éxécuter, il a été décidé qu'il était trés propre à recevoir de nouvelles constructions et cela, sans s'inquiéter des couches inférieures du sol, sans demander l'avis des hommes spéciaux pour la question hygiénique. Les travaux ont été commencés et continués, quoiqu'à moins de trois mètres de profondeur, on trouvât l'eau, ceci ne fit pas revenir sur une décision qui flattait quelques intérêts particuliers : aujourd'hui même, malgré l'expérience, on reste convaincu que l'emplacement est convenable, et que nulle part, le caravansérail ne sera mieux que dans le marais où on le construit. Obstination malheureuse, comme on en rencontre trop dans ce pays, et qui annule les efforts de ceux qui ne désirent que le bien de la colonie (1).

Un abattoir dont la construction avait coûté beaucoup d'argent était, il y a peu de temps, quoique situé dans un emplacement peu avantageux pour la salubrité, un établissement commode pour ses usages, mais, bâti sur un terrain voisin de celui du caravansérail, et analogue à celui-ci, il s'écroula. L'abattoir actuel, n'est plus qu'une mauvaise barraque en planches, baignée par la mer quand les vagues montent un peu.

Quand partout on a cherché à reléguer ces sortes d'établisse-

---

(1) Il résulte des sondages faits par les administrations des Ponts-et-Chaussées sur l'emplacement où l'on construit le caravansérail, que le terrain est alternativement sablonneux et vaseux et qu'à six ou sept mètres de profondeur, la sonde s'enfonce par son propre poids. Ce terrain est situé très près de la mer, dans un lieu qui était autrefois couvert par elle, et qui n'est aujourd'hui formé que des sables amoncelés.

ments dans les lieux bien aérés, ici, on a choisi l'emplacement le plus insalubre. Les bords de la mer, près de l'abattoir, reçoivent les chevaux et autres animaux morts : c'est un véritable charnier pestilentiel dont les exhalaisons repoussantes ajoutent à l'insalubrité de la plaine. Il serait plus sage ou, d'éloigner cet établissement de la ville, ou de choisir, pour le construire, les hauteurs baignées par la mer au Nord.

A 1,800 mètres de Bône, la route de Constantine fait un angle droit avec le pont d'Hippône, construction romaine, reparée par nous, et blanchie a la chaux : comme s'il fallait faire disparaitre un caractére de vétusté que le temps seul peut donner aux monuments, et qui ajoute encore à l'effet que produit tout ce que nous a laissé ce peuple conquérant.

La Boujimah coule ses eaux vaseuses sous les quinze arches de ce pont. A droite de la route, un petit sentier parfaitement ombragé, conduit au pied des mamelons où fut Hyppône.

Ici, il faut rappeler ses souvenirs, car plus rien ne nous montre ce qu'était cette riche cité, objet de la convoitise des Vandales ; une végétation forte, variée, un paysage animé des plus riches couleurs, ont remplacé les édifices, les couvents, les églises où prêchait Saint-Augustin, mais, si plus rien ne nous montre la place où vivait, où pensait, où priait ce grand docteur ; ses impérissables travaux subsistent, échappés miraculeusement à la fureur des Vandales. C'est avec le recueillement digne d'un si grand sujet, que l'on passe en revue les persécutions des chrétiens sur la terre d'Afrique, les luttes qu'ils ont supportées pour le triomphe de leur foi, et leur glorieux martyre.

De Saint-Augustin dont le souvenir, si grand parmi nous, s'est conservé même chez les indigènes, sous le nom de grand chrétien, il ne reste sur la terre d'Afrique sa patrie, qu'une relique (son avant-bras) déposé à l'église de Bône, et une chapelle surmontée d'une statue en bronze, élevée dans le lieu où il mourut avec la consolation de ne pas voir sa patrie aux mains des Vandales.

A droite de la route, sur un petit monticule, a été construit l'atelier des condamnés militaires, hommes généralement bons au fond, et qui ne doivent qu'à un moment d'oubli de leurs rigoureux devoirs militaires, la peine de passer quelques années dans cette caserne-prison ; ils sont employés à toute espèce de travaux dont ils s'acquittent avec une bonne volonté, une exactitude qu'on ne rencontrerait certainement pas chez beaucoup d'ouvriers civils, et cela pour une rétribution dont la plus grande partie est versée à la masse d'amélioration. Les travaux les plus importants qui ont été exécutés à Bône sont l'ouvrage de leurs mains.

La plaine, coupée en deux par la Seybouse, n'offrait avant l'occupation que quelques points par où les communications entre les deux rives étaient possibles ; encore fallait-il remonter le fleuve à une grande hauteur pour trouver les gués. Un bac rend aujourd'hui les communications faciles. Les Arabes apprécient fort cette sollicitude, car ils ne sont plus forcés de faire des détours considérables pour venir au marché. Ce bac transporte à l'époque de la fenaison, des voitures chargées de fourrage.

Avant de quitter les bords de la Seybouse que longe la route pour entrer définitivement dans la grande plaine, deux établissements arrêtent encore les regards, d'abord celui de la compagnie d'exploitation des mines de fer. Les constructions sont terminées ; la première fonte a été opérée, mais sans un succés aussi complet qu'on pouvait l'esperer ; pour la prospérité de Bône, il faut appeler de tous ses vœux le succès d'une telle entreprise, Car la réalisation des grandes idées pourra seule faire de l'Afrique, une colonie digne de la mère-patrie.

Dès qu'il fut reconnu qu'il y avait nécessité d'améliorer l'espéce chevaline, des haras furent crées dans les différentes provinces de l'Algérie et reçurent des étalons de grand prix et d'un beau choix. Celui de Bône en possède 20.

Les Arabes ont bientôt reconnu les bons effets qu'ils pourraient tirer de ces établissements et n'ont pas tardé à venir y demander des produits. C'est peut-être la seule circonstance dans laquelle ils ont compris sans hésitation que la mesure était tout-à-fait dans leurs intérêts ; cela tient probablement à l'affection qu'ils portent à l'espèce chevaline et un peu aussi à l'amour de l'argent ; ils voient dans un beau produit une somme plus forte à en retirer et apprécient bien plus cet avantage que celui de l'amélioration de l'espèce.

Route du fort Génois. La porte de la Casbah, située dans l'angle nord de la ville de Bône, s'ouvre sur une route qui domine la mer en suivant les flexuosités des collines qui viennent y mourir. Cette route doit être maintenant l'objet d'une attention toute spéciale. La ville a incontestablement besoin d'un agrandissement. La seule difficulté est de disposer l'esprit des habitants à accepter sans murmure l'emplacement le plus convenable et surtout le plus *salubre*.

Bône sur la côte ne se développerait pas d'une façon aussi régulière, aussi agréable à l'œil que dans la plaine de l'Ouest ; mais où serait le grand mal que la vie ne se portât pas d'un coup sur un ensemble carré rectangulaire ou polygonal de maisons ? Pour qui aime la symétrie, le parallélisme des lignes, la plaine offrira plus de ressources, mais le spectateur qui ne cherche que des sites ne saura pas que dans ces maisons bien alignées, il y a des malades, des infirmes qui ne doivent leur état qu'au désir d'avoir créé une ville selon les lois de la plus stricte régularité et que le sol qu'ils ont choisi les a seul plongés dans cet état. Il dira : Bone est une jolie ville où les rues sont tirées au cordeau; mais il ne saura pas ce que cette satisfaction aura coûté de malheurs à ses habitants.

Sur la côte, la nouvelle ville ne pourrait s'étendre que sur une ligne depuis Bone jusqu'au plateau du Cazerin et des Caroubiers où elle prendrait tout le développement convenable en largeur; mais les conditions de salubrité y seraient bien meilleures que celle de la plaine. Le vent frais de la mer si bienfaisant et si agréable dans toutes les localités où la chaleur est forte pendant une partie de l'année, dissiperait promptement les miasmes d'en bas. L'influence pernicieuse des terrains marécageux serait d'autans moins sentie qu'on en serait plus éloigné, et comme avantage pour les constructions, il serait bien plus facile et plus économique de bâtir sur un terrain solide que dans la boue, enfin comme moyen de défense, la ville aurait indépendamment de sa batterie de côte, les canons de la Casbah qui la domineraient et la protégeraient bien plus efficacement que dans la plaine

Toutes les personnes intéressées à voir la ville s'agrandir dans la petite plaine croient avoir résolu la question en leur faveur en prenant pour base de leur raisonnement un fait vrai, mais qui nous parait peu concluant, c'est l'établissement de M. Labaille situé près de la mer, à droite sur la route de Constantine, cet établissement, disent-elle, a résisté jusqu'à présent quoique les fondations n'aient pas une grande profondeur

Le fait est vrai; mais il suffit d'un simple examen des lieux pour s'assurer qu'il n'en serait pas de même dans le terrain où l'on a projeté l'agrandissement de la ville: la description topographique de la côte suffit pour le leur prouver.

La rade de Bône forme un fer à cheval dont les extrémités sont le cap de Garde et le cap Rose et dont le plus grand rayon de la courbe répond exactement à la petite plaine de Bône en face de l'embouchure de la Boujimah. Il résulte de cette disposition que les vents du large poussant les vagues dans la rade, celles-ci glissent, pour ainsi dire sur les dunes, y déposent des sables dont la présence peut partout être constatée par un épais bourrelet, puis elles viennent se heurter violemment contre le sol de la petite plaine qu'elles imprègnent de matières salines; c'estencore dans ce point, qu'à l'époque des grandes eaux, sont amenés les arbres et toutes les matières charriées par la Seybouse et la Boujimah. La présence des matières salines est évidente dans la plus grande partie de la plaine, mais incomparablement plus grande dans le prolongement du plus grand rayon de la courbe que décrit la rade. Cet endroit, en effet, est remarquable par l'absence de toute espèce de végétation, et l'expérience a démontré que, malgré les remblais considérables déjà opérés, les arbres y meurent après deux ou trois ans, quand leurs racines ont percé la couche de remblais pour arriver au sol propre de la plaine, tandis qu'à droite et à gauche de la direction indiquée les arbres croissent parfaitement.

Pour nous donc, en raison de cette disposition, l'établissement de M. Labaille ne doit de s'être aussi bien conservé qu'à sa situation en dehors de la ligne d'action de la plus grande force des eaux, qu'à sa situation sur le bourrelet qu'offre la rade de Bône partout ailleurs que dans le point dont nous venons de parler.

Il n'en serait pas de même de la nouvelle ville, qui doit se trouver précisément dans le rayon et qui par conséquent serait constamment mouillée par la base et ne tarderait pas à compter par centaines les victimes de cette funeste exposition, sans tenir compte, encore, du peu de solidité des constructions et des sommes énormes qu'elles exigeraient.

N'avons-nous pas, du reste, pour nous un fait bien concluant.

Un abattoir avait été construit, à grands frais, sur l'emplacement où est la baraque destinée aujourd'hui à cet usage; mais Bône n'en jouît pas longtemps, il s'écroula miné par les eaux précisément parce qu'il se trouvait au centre même de l'action des vagues, sur un sol qui a à en supporter toute la violence, au point même de convergence de toutes les forces qui ne font que glisser à droite et à gauche de la rade.

Il nous paraît donc incontestable qu'un terrain constamment fouetté par les eaux de la mer, constamment en lutte avec elle, doit s'imprégner de matières salines beaucoup plus abondamment que celui sur lequel elles ne font que passer, et que de là doivent résulter des dispositions fâcheuses pour les constructions et surtout pour la santé.

Nous ne sommes entrés dans ces détails presque minutieux que pour compléter notre pensée sur une question d'intérêt local, une question qui préoccupe vivement les esprits à Bône, mais, pour nous, le point capital est toujours la question hygiénique qui a été complétement oubliée jusqu'à présent dans la solution de la question de l'agrandissement de la ville, c'est sur elle que nous voulons attirer l'attention.

L'expérience acquise en Afrique paraît être toujours mise hors cause, et les actes passés être rayés du cadre où ils devraient être soigneusement enregistrés pour éviter plus tard de tomber dans des erreurs dues à l'ignorance des choses et des localités. Toutes les provinces ne nous ont-elles pas fourni des malheurs à signaler, souvent parce qu'on avait négligé la question capitale, la question hygiénique?

Que l'on compte le chiffre de la mortalité dans les camps et les établissements crées au milieu des plaines! que reste-t-il de tout ce qui avait été élevé à grands frais dans la Mitidja?

rien que les lieux où reposent les malheureuses victimes de ces essais. Il n'en est pas de même du Sahel d'Alger. Tous ont réussi, tous ont prospéré parce que les travailleurs étaient à l'abri des malheurs qui accablaient ceux de la plaine.

La plaine a toujours été pernicieuse et la montagne salutaire, cette vérité de tout temps reconnue, même par les Arabes, paraît encore un paradoxe pour nous; c'est fâcheux, quand on voit un dicton algérien dire par expérience certainement. *Bab-Azoun pour le produit, Bab-el-Oued par la santé.*

C'est que le faubourg Bab-Azoun est dans la plaine et que Bab-el-Oued s'étend sur la hauteur au bord de la mer; aussi, pourrions-nous dire par analogie : *L'ouest de Bône pour le produit, le nord seul pour la santé.*

Mais laissons cette question de salubrité qui doit être suffisamment jugée par la nature des terrains pour l'envisager sous le point de vue commercial.

Le fond de de la richesse d'une ville maritime est dans son port; sans lui point de mouvements, point de commerce, point de prospérité. Bône, dans son état actuel, ne jouit pas de cet avantage. Son port est tout à fait à créer, et les premiers travaux à entreprendre, lors de l'agrandissement de la ville seront ceux du port. Un seul point se présente, c'est le mouillage des Caroubiers, au milieu même de l'emplacement ou devrait être la nouvelle ville. Si d'autres considérations ne devaient pas faire prévaloir le projet d'agrandissement au Nord, cette seule raison devrait suffire.

Le désir d'utiliser le môle et la petite jetée qui ont été faits au débarcadère, doit s'évanouir devant l'impossibilité physique de l'éxécution, car chaque année amène une nouvelle barrière de sable. La jetée, de 30 mètres environ, il y a 3 ans, n'avance plus que de 2 ou 3 mètres dans la mer, nul doute que cet envahissement des sables ne s'opère toujours de la même façon et rende ainsi inutiles tous les travaux construits dans le but d'éviter des dépenses plus considérables sur un autre point. Il vaut mieux tenter de suite une grande et solide entreprise que de s'arrêter à des projets qui n'amèneraient que des avantages de courte durée.

Sur la droite de la route, un ancien fort réparé et disposé assez incommodément pour sa nouvelle destination, sert de lazaret.

Les passagers qui venaient de Tunis y purgeaient autrefois leur quarantaine. C'etait presque la seule contrée d'Orient qui fournit des hôtes à cet établissement peu habité aujourd'hui.

Plus loin, sur un plateau au pied duquel les lames se brisent sur le rocher du Lion, est établi le petit phare qui avec son voisin le phare du fort Cigogne indique le mouillage de la rade de Bône dans la bonne saison.

Les bâtiments des Caroubiers, bâtis sur un mamelon, au bord de la mer, sont le meilleur casernement que l'on puisse offrir à la troupe.

La pépinière du gouvernement, Jardin d'Essai d'où les propriétaires tirent chaque année un grand nombre de jeunes arbres, est un établissement des plus utiles dans ce pays, quand il est bien dirigé. Les plantes tropicales y souffrent peu de la transplantation, les espèces étrangères à l'Afrique septentrionale, l'indigo, le coton herbacé, y réussissent. Les essais qui y sont faits chaque année peuvent éclairer les véritables colons, les cultivateurs sur la marche qu'ils doivent suivre, sur l'impulsion qu'ils doivent donner à leurs plantations. Les propriétaires pourront, là, tirer de bonnes leçons, aussi est-ce un établissement à surveiller et à encourager.

La route du Fort-Gênois, nivelée dans une assez grande

étendue, n'est plus qu'un chemin étroit quand elle entre dans les anfractuosités rocheuses de la montagne. Sur la droite, la mer vient se briser sur les pointes granitiques qui bordent la côte, et de l'autre côté le terrain se relève en pentes rapides.

La nature seule a fait tous les frais du paysage, car on ne rencontre pas de culture : quelques oliviers et mûriers montrent seuls leur tête au dessus des bruyères, des lentisques et des genêts.

Le fort Génois, ancienne construction des Génois pour mettre leurs corailleurs à l'abri des corsaires, existe encore tout entier, et, réparé par nos soins, il peut recevoir une petite garnison. Près du fort, et sur les bords de la mer, sont les admirables carrières de marbre blanc veiné de rouge d'où les Romains tiraient le marbre de leurs édifices : les blocs choisis peuvent servir aux statuaires.

Ces carrières offrent un inépuisable gisement qui pourrait fournir, non-seulement à tous les besoins de la contrée, mais encore à tous les autres points du rivage africain et européen.

Les Romains ont trouvé dans ces carrières le marbre de quelques chef-d'œuvres, que nous cherchons peut-être aujourd'hui dans les entrailles de la terre; aucun peuple, en Afrique, depuis ces maîtres, n'a pensé à les imiter. Aucun n'en avait, du reste, le génie, c'est à nous de continuer leur œuvre, de reporter nos instruments dans les sillons qu'ont laissé les leurs et dont on retrouve encore la trace; de montrer que depuis eux tout, dans ce pays, a été plongé dans une profonde léthargie, et que nous avons à cœur, puisque nous ne leur succédons pas immédiatement comme dominateurs, de leur succéder comme organisateurs.

Le cap de Garde, surmonté de son Phare, termine, au nord, la pointe de l'Edoug, et abrite les bâtiments des vents du nord et du nord-ouest si fréquents dans la saison des pluies.

A partir de ce point, la côte court vers l'ouest, elle est hérissée de rochers elevés et tout à fait impraticables.

Les trois routes que nous venons de parcourir ne sont pas les seules, qui existent aux environs de Bône; un grand nombre de chemins vicinaux, dus à l'administration des ponts-et-chaussées, relient entre elles les routes principales et assurent ainsi les communications entre les parties les plus rapprochées de la ville.

Nous donnons ici quelques tableaux du mouvement de la population, des décès et des diverses affections qui frappent ordinairement la population européenne à Bône.

Des chiffres parleront plus clairement et seront mieux compris que les théories les mieux développées.

MOUVEMEMT

De la population dans la ville de Bône depuis 1833 jusqu'en 1845 inclusivement.

Années.	Français.	Espagnols et races du Midi.	Races du Nord.	Totaux.
1833	490	840	40	1370
1834	715	1250	54	2019
1835	977	1434	63	2474
1836	1090	1560	70	2720
1837	1115	1790	77	2982
1838	1233	1870	82	3185
1839	1301	1990	87	3378
1840	1450	2100	89	3639
1841	1390	2250	88	3728
1842	1660	2348	97	4105
1843	1780	2790	111	4681
1844	1822	2855	122	4799
1845	1943	2547	192	5682
1846	1961	3699	346	6006
1847	1861	3678	482	6021

TABLEAU

Des décès dans la population civile de Bône depuis 1833 jusqu'en 1847 inclusivement.

ANNÉES.	DÉCÈS
1833	150
1834	188
1835	453 cholériques compris.
1836	246
1837	238
1838	217
1839	261
1840	175
1841	138
1842	226
1843	211
1844	214
1845	148
1846	252
1847	336

TABLEAU

Des décès dans la population civile de Bône par genres de maladies depuis 1840 jusqu'en 1847 inclusivement.

Désignation des maladies.	1840	1841	1842	1843	1844	1845	1846	1847
Fièvres de différents types.	32	30	33	35	42	29	43	63
Fièvres pernicieuses . . .	17	9	24	20	26	15	27	27
Fièvres typhoïdes.	3	5	3	4	7	9	5	15
Variole.	2	3	17	12	6	4	15	18
Rougeole.	3	5	12	8	5	3	9	12
Croup	3	3	2	4	8	4	5	6
Bronchite pneumonie. . .	6	7	7	8	12	6	9	9
Enterite	5	8	10	12	9	6	5	7
Colite chronique	8	6	3	3	7	2	9	11
Diarrhée chronique . .	8	9	12	13	10	3	12	15
Dyssenterie.	4	2	12	10	9	2	11	12
Gastro-entérite.	7	6	15	12	14	5	8	6
Gastro-colite.	5	4	19	17	15	6	9	15
Meningite.	1	4	12	5	3	1	4	3
Meningite cephalo-rachid	«	«	5	2	«	«	«	2
Peritomie	2	«	3	5	7	4	6	5
Pleurite.	5	3	«	«	»	3	3	5
Pneumonie chronique. . .	4	«	5	5	3	3	12	11
Hepatite.	5	6	1	8	9	12	9	6
Apoplexie cérébrale. . .	4	1	1	3	2	«	4	11
Nostalgie.	«	«	1	«	«	«	«	«
Convulsions.	2	«	1	«	«	«	«	3
Coqueluche.	5	2	8	7	2	2	6	7
Phthisie pulmonaire. . . .	3	2	3	4	7	5	7	9
Cancer de l'estomac . . .	«	«	1	«	«	«	«	«
Idem de la matrice. . . .	«	«	1	«	2	«	«	1
Anevrisme du cœur. . . .	«	«	1	«	«	«	2	3
Ascite	3	5	3	3	6	7	11	14
Anasarque	5	7	1	6	9	10	6	9
Suite de couche.	2	3	«	»	«	2	3	5
Dentition.	2	4	«	«	«	2	1	3
Anemie.	3	4	1	6	7	2	3	14
Plaies de tête.	«	«	2	«	«	«	«	1
Idem de poitrine.	«	«	1	«	«	«	1	1
Idem par brûlures	«	«	1	«	«	«	«	«
Fracture des os sacrum. .	2	«	1	«	«	1	2	1
Abcès par congestion. . .	«	«	1	«	«	«	«	«
Asphyxie par submersion	«	«	1	«	«	«	«	«
Idem par strangulation. .	«	«	«	«	«	«	2	1
Affection gangreneuse . .	«	«	1	«	«	«	«	2
Stomatite gangreneuse. .	«	«	1	«	«	«	1	2

23 billets de décès n'ont pas été retrouvés.

RAPPORT

De la mortalité à la population civile de Bône.

En 1834, il y a un décès sur	9,13 habitans.
1834	10,73
1835	5,90
1836	11,00
1837	12,52
1838	14,67
1839	12,94
1840	20,79
1841	27,00
1842	18,16
1843	22,18
1844	22,42
1845	39,00
1846	23,83
1847	17,91

Comme point de comparaison, nous joignons ici le chiffre de la mortalité par rapport à la population dans quelques grandes villes d'Europe et Alger.

A Montpellier, la mortalité est de	1 sur 23,50 habitans.
A Paris	1 sur 30,00
A Brest	1 sur 26,00
A Stockholm (Suède)	1 sur 22,28
A Vienne (Autriche)	1 sur 17,00
A Milan	1 sur 23,36
A Alger	1 sur 25,00

Il est à remarquer que plus de la moitié de la population de Bône est composée de Maltais, d'Espagnols, d'Italiens, tous nés dans les climats méridionaux et ayant, par conséquent moins à souffrir de l'acclimatement.

Ce relevé de la mortalité par genres de maladies est aussi exact que le permettent les éléments fournis par la mairie de la ville de Bône.

Nous avons compulsé les certificats de décès délivrés par les médecins et conservés par année dans les archives de la ville.

Les indigènes ne sont compris ni dans le chiffre de la population ni dans celui des décès. Le défaut d'enregistrement rend ce travail impossible. Mais à en juger par les apparences, la mortalité est au moins aussi considérable chez eux que chez les Européens.

On a le droit de s'étonner que le chiffre de la mortalité n'ait pas beaucoup plus diminué chaque année, eu égard au chiffre de la population, mais la cause est facile à saisir. Avant les premiers travaux d'assainissement des environs de la ville, les maladies sévissaient avec toute leur intensité; l'exécution de ces travaux a amené une grande mortalité à laquelle la population civile a été étrangère puisque la garnison seule y a contribué. Depuis ce temps, quelques travaux de culture, des défrichements ont été effectués par les propriétaires, c'est à ces travaux qu'il faut attribuer le chiffre de la mortalité. Quant au chiffre énorme des décès pour l'année 1847, deux causes peuvent lui être assignées; d'une part la plus grande extension des cultures, l'exécution des travaux que les terrains nécessitent pour les opérations relatives à l'exploitation des mines de fer, et problablement anssi l'encombrement des fosses d'écoulement des environs de la ville.

Il ne faut cependant pas conclure du chiffre de la mortalité, à l'impossibilité de rendre la subdivision de Bône et les villes en particulier tout à fait salubres. Les travaux à exécuter pour cela sont faciles, et avec les précautions hygiéniques nécessaires en pareille circonstance, et que malheureusement les ouvriers négligent trop souvent, on arrivera incontestablement à tirer parti de tous les éléments de prospérité qu'offre le pays de Bône.

LA CALLE.

Situation. — Historique. — Physionomie actuelle. — Port. — Environs. — Climat.

SITUATION : La Calle, chef-lieu du cercle de ce nom, est situé à 6° 15' de longitude est et à 36°90' de latitude nord, sur le bord de la mer à 15 lieues de Bône.

HISTORIQUE : L'itinéraire d'Antonin indique un point occupé par les Romains sous le nom de *Nalpotes*, à l'endroit où se trouve aujourd'hui La Calle; mais il ne reste plus rien de cette ancienne occupation. Les différentes phases de l'histoire de La Calle ont successivement vu disparaître tout ce qui se rattache aux temps anciens pour voir s'élever des constructions de différents genres en rapport avec les habitudes des peuples qui s'y sont succédés.

L'occupation de La Calle par les Européens l'a rendue célèbre, ses environs ne le sont pas moins à cause du petit fort connu sous le nom de Bastion de France, construit, dit-on, par Louis de Clermont, duc de Bourbon.

Les Gênois, les Catalans, les Barcelonais se succédèrent dans la pêche du corail pour laquelle ils étaient tributaires des souverains de Tunis; ce ne fut qu'en 1520 que cette pêche fut concédée à la France.

A cette époque, le Bastion de France, dont on retrouve encore les restes, fut reconstruit, puis de nouveau détruit par les tribus insoumises qui habitent les montagnes des environs de La Calle. Charles IX ayant obtenu le monopole du commerce de l'intérieur du pays, les ports de La Calle, le cap Roux, Bône et Collo étaient les lieux fréquentés par les navires; enfin, le cardinal de Richelieu, en 1624, obtint pour la

France les places du Bastion de La Calle, le cap Rose, Bône et le cap Nègre.

En 1726, le cardinal envoya au bastion, Samson Nappollon pour fonder un comptoir et organiser la pêche du corail. Une correspondance de Richelieu et de Samson Nappollon, conservée à la bibliothèque nationale, prouve assez toute l'importance que le cardinal attachait à la possession de cette partie de l'Afrique; mais l'insalubrité du Bastion força Nappollon à se retirer à La Calle et à jeter sur la presqu'île les germes du commerce qu'il voulait étendre. C'est à cette époque que furent bâtis la plupart des établissements qui nous abritent aujourd'hui. La porte d'entrée, par terre, conserve la date de la création du nouvel établissement (1677).

Les premières opérations furent heureuses. Durant les querelles entre la France et l'Autriche, les concessions avait un but politique; mais, après l'abaissement de cette dernière, elles n'eurent plus qu'un intérêt commercial à cette époque (1694), Pierre Hely fut reconnu propriétaire incommutable des places dites du Bastion, La Calle, le cap Nègre, Bône. Il fut défendu à tous les habitants de vendre, soit cuirs, céréales, laines, cire, miel, à d'autre qu'au sieur Hely, qui s'engageait à payer au divan une redevance de 34,000 roupies d'or. Les conventions de ce traité ont été reproduites par la France en 1714, 1731, 1768, et 1790. Dans la disette des années 1701 et 1709, les concessions expédièrent en France 200,000 hectolitres de blé. C'est en 1741, après la Compagnie des Indes et la Compagnie Auriol que fut organisée, à Marseille, la Compagnie d'Afrique avec 1,200,000 livres de capital.

Le début des opérations de cette Compagnie ne fut pas heureux, le capital diminua d'un tiers dans les deux premières années, se releva considérablement en 1744 et se soutint jusqu'en 1764 : mais la ruine devint imminente en 1766. Le capital n'était plus que 474,674 livres. Martin, envoyé comme directeur dans ce moment de crise, fut assez heureux et surtout assez intelligent pour relever les affaires de la compagnie dont le capital, en 1774, avait monté au chiffre énorme de 4,812,735 livres.

Enfin la prospérité se soutint jusqu'en 1794, époque de la dissolution de la Compagnie. Alors le gouvernement français fit exploiter pour son propre compte et sans payer de redevance au Dey. Celui-ci, irrité, s'empara de nos possessions qui ne nous furent restituées qu'en 1801, sous promesse de liquider les dettes contractées. Les lenteurs apportées dans la liquidation engagèrent le Dey a nous retirer de nouveau les concessions en 1807. Il les loua aux Anglais pour dix ans; mais, en 1816, nous en reprîmes possession.

En 1824, les Tunisiens par mer, les Arabes par terre, attaquèrent nos établissements qui furent successivement évacués. Enfin les Turcs, en 1827, détruisirent par le feu presque tout ce qui existait. Il ne resta que quelques bâtiments construits en pierre que les flammes n'ont pas pu attaquer : c'est tout ce qu'on retrouva dans la reconnaissance qui fut faite en 1831.

La Calle ne fut définitivement occupée par les troupes françaises qu'en 1836.

Les Arabes des environs de La Calle n'ont pas perdu le souvenir des Français; les vieillards racontent plusieurs faits relatifs à la Compagnie d'Afrique; quelques-uns même parlent le patois provençal croyant parler le français. Ces antécédents ont sans doute beaucoup contribué à leur donner le caractère pacifique que nous leur trouvons aujourd'hui.

Physionomie actuelle : Sur une langue de rochers qui s'avance, au nord, dans la mer et qui se rattache au continent par un isthme de sable, sont groupés les principaux établissements qui constituent La Calle.

Le rocher, d'un grés noirâtre, est percé de trous profonds que la mer a déterminé dans les endroits dont la contexture est lâche. Quand la mer est forte, les vagues s'engouffrent par les différents points qu'elles ont miné et rendent sous le pavé un son creux qui indique que la partie Est de la ville est tout à fait suspendue.

L'extrémité nord du rocher est surmontée d'une tour armée d'un appareil catadioptrique. C'est la partie la plus étroite de la presqu'île.

Deux rues traversent La Calle du Sud au Nord. La plus grande est la rue Royale l'autre n'a pas de nom. Elle longe les bâtiments de l'hôpital militaire, anciens magasins contenant soixante lits, et le pavillon des officiers, grande et belle maison affectée autrefois au comptoir de la Compagnie.

La petite Église de La Calle est, dit-on, la chapelle qui existait dans l'hôpital des frères Saint-Jean-de-Dieu. Une trentaine de maisons de construction française ont été bâties dans l'intérieur de la petite ville; elles sont pour la plupart occupées par les fonctionnaires des différentes administrations.

Les maisons occupées par les colons sont disséminées dans le faubourg; elles sont presque toutes bâties en planches.

La ville est séparée du faubourg par un mur de défense, bâti sur les rochers. Une porte, dite de terre, donne accés dans l'intérieur : un autre mur protége le faubourg Saint-Martin.

La Calle possède trois casernes : une dans l'intérieur pour les condamnés militaires, et deux extérieures, une pour les spahis et l'autre pour les troupes d'infanterie.

Port. Le petit port de La Calle est compris entre la presqu'île à l'Est, le continent à l'Ouest, et la plage au Sud; l'entrée est étroite et peu profonde. Les bateaux corailleurs y sont à l'abri; mais des navires ne pourraient y entrer. Les vents du Sud et de l'Est n'exercent aucune action; mais par les vents du Nord et du Nord-Ouest, les bateaux ne peuvent tenir : on est obligé de les tirer sur le sable.

L'exploitation des bancs de corail constitue toute l'importance commerciale de La Calle.

Environs. L'horizon est très borné. A l'Ouest et au Sud, un rideau de collines boisées donne une physionomie particulière à la localité. C'est un peu au delà que commencent les belles forêts de chêne-liéges dont nous avons parlé.

Climat. La ville et ses environs les plus rapprochés jouissent d'un climat très salubre. L'atmosphère est constamment rafraîchie par le voisinage de la mer. Les collines boisées isolent La Calle des marais malfaisants qui l'entourent à quelques lieues; aussi, les maladies, nées dans la ville, sont peu nombreuses. Les quelques colons qui cultivent sur les hauteurs plus rapprochées des lacs fournissent presque seuls des malades à l'hôpital.

Depuis deux ans l'administration des forêts a établi un poste sur les bords du *Malah;* il n'y a pas aujourd'hui un des ouvriers qui n'ait eu plusieurs récidives de fièvres.

Nous ferons connaître, dans un chapitre spécial, les funestes effets du voisinage des lacs de La Calle et ce qu'il y aurait à faire pour les éviter.

GUELMA.

Situation — Historique. — Physionomie. — Climat. — Environs.

Situation. Guelma, chef-lieu du cercle de ce nom est situé à 5° 15' de longitude Est et à 36° 50' de latitude Nord dans l'intérieur des terres à 16 lieues au Sud de Bône.

Historique. Ancienne ville romaine sur laquelle nous donnerons quelques détails, *Calama* (Guelma) fut relevée de ses ruines en 1836, lors du premier siège de Constantine. A cette époque les malades et blessés furent déposés dans l'intérieur des murailles encore debout, et l'occupation fut décidée.

Physionomie locale. Depuis 1836, les travaux ont été poussés avec activité, les murs furent d'abord relevés, les casernes construites, et en peu de temps la garnison put être logée, et à l'abri des attaques extérieures.

Aujourd'hui Guelma est constituée par deux parties bien distinctes, la citadelle et la ville.

La citadelle comprise dans l'enceinte formée par les anciens murs relevés, renferme tout ce qui est relatif à la garnison. Une grande rue communiquant avec la ville, par une porte, est formée à droite par l'hôpital militaire, qui contient 100 lits et une caserne affectée aux condamnés militaires, à gauche par d'autres casernes.

Celle-ci sont grandes, bien aérées, et aussi convenablement disposées que le permettaient les circonstances à l'époque de leur construction.

L'hôpital est suffisant pour les besoins ordinaires de la localité, mais à l'époque des expéditions, les évacuations sur Bône deviennent nécessaires à cause de l'encombrement. Les bâtiments qui le constituent forment un rectangle au milieu duquel est une belle cour ombragée et ornée d'une fontaine.

Les écuries spacieuses et bien aérées ont été construites dans l'intérieur des murs.

La nouvelle ville bâtie sur une colline à pente douce est coupée crucialement par quatre rues larges. Les maisons sont construites de façon à durer longtemps, ce ne sont pas, du reste, les matériaux qui manquent ; car, en creusant les fondations, on trouve partout des pièces de taille fort belles que l'on emploie avec avantage.

L'eau ne manque pas, mais elle est chargée de carbonate de chaux qui dépose dans l'intérieur des conduits, et nécessite des travaux.

L'église, en construction depuis plusieurs années, sera bientôt terminée.

Climat. Guelma se trouve située dans une contrée salubre, et jouit en cela des avantages des pays de montagnes.

Les modifications de température, apportées par les saisons, sont beaucoup plus appréciables que dans les plaines.

L'hiver y est froid, les montagnes environnantes sont ordinairement couvertes de neige, et en été, les chaleurs se font vivement sentir parce que les montagnes qui dominent la ville dans presque tout son pourtour, forment un bassin dans lequel les vents circulent difficilement.

Environs. Le pays qui avoisine Guelma est très pittoresque, l'œil se repose très agréablement sur la couleur vert-foncé de la *Mahouna*, montagne située à l'ouest de Guelma. Les bords de la Seybouse, en remontant ce fleuve jusqu'à *Medjez-Hamar*, offrent des sites admirables et variés. Sa partie basse coule dans une vallée parfaitement cultivée. La rive gauche de la Seybouse longe une chaîne de montagnes escarpées dans quelques endroits. Quelques mares d'eau desséchées en été et très humides dans les saisons des pluies donnent à une roche élevée, la physionomie des environs de Suthul que Salluste décrit si bien.

Un pont d'un beau travail, jeté, il y a deux ans, sur le fleuve, a fait cesser les accidents que l'on avait chaque année à déplorer à l'époque des grandes eaux.

C'est à six lieues de Guelma, sur la route de Constantine, que sont les eaux thermales d'*Hammams-mes-Koutin*, et à trois lieues, sur la route de Bône, on rencontre celle d'*Hamman-Berda*.

CHAPITRE IV.

Climatologie.

Quelque part que l'homme s'établisse, si le sol qu'il adopte est vierge, jamais il ne parviendra à obtenir de la terre ce qu'elle doit produire, à fonder une colonie, que sur les tombeaux des premiers occupants; une lutte s'engagera entre les climats, les miasmes délétères que la terre renferme dans son sein, et la puissance des hommes; ceux-ci triompheront, mais la terre veut d'abord une espèce de capital dont elle paiera plus tard l'intérêt : elle veut des victimes.

C'est le début de toutes les colonies. D'abord une effrayante mortalité qui progressivement diminue sous la main puissante de l'homme poussé par un saint zèle, et armé d'un courage à toute épreuve, et plus tard, quand la sueur et les larmes ont arrosé cette terre, l'abondance, la richesse viennent adoucir un passé désastreux.

Le sol de l'Afrique, et surtout celui de la subdivision de Bône, n'est pas essentiellement vierge, il a été autrefois couvert des plus riches moissons; mais, que retrouve-t-on aujourd'hui des travaux qui avaient amené ces résultats? Plus rien. Dans les plaines, les débordements des rivières ont successivement amené des débris qui n'ont pas tardé à obstruer des ouvertures, et à subtituer à des terres cultivées, des marais meurtriers. Les travaux d'irrigation, d'assainissement n'ont pas tardé non plus à disparaître par suite du défaut d'entretien : Tous ces débris de végétaux amoncelés ont enfin formé une couche toujours croissante et tout à fait vierge; c'est le sol que nous foulons aujourd'hui, sol dont les éléments sont parfaits, mais qui, comme ceux qui sont incultes, demande de grands travaux.

Ces faits ont déjà été signalés par les voyageurs, longtemps avant notre occupation. Poiret dit: « La plaine de Bône est basse, sabloneuse, baignée en partie par les eaux, et couverte de marécages. Il existait autrefois des canaux pour recevoir les eaux pluviales ; mais l'insouciance des Turcs les a laissé combler par les sables, et les débris de rochers que charient les torrents. Aujourd'hui, les eaux ne trouvent plus d'écoulement, se répandent dans la plaine, et forment des marais qui occasionnent des fièvres. »

Tous les points de la plaine de Bône, surtout les plus rapprochés de la mer, offrent des sources de maladies. Près de La Calle sont trois lacs dont le voisinage est mortel, surtout en été, à l'époque de l'évaporation des eaux qui laissent à découvert des détritus végétaux. La compagnie d'Afrique, dont les opérations se faisaient dans le voisinage de La Calle, n'engageait pour la pêche du corail que des hommes tarés, des malfaiteurs, et les Français qui avaient autrefois une garnison au Bastion de France, furent obligés d'abandonner cette position. « Les maladies, dit Poiret, furent si meurtrières pendant un été que de plus de quatre cents hommes, il n'en resta que six. »

A l'Ouest de ces lacs, pendant une grande partie de l'année, le sol est entièrement couvert d'eau. Puis viennent la Mafrag, la Seybouse et enfin la Boudjima. Celle-ci ne porte ses eaux à la mer que pendant l'hiver. En été les sables amoncelés à son embouchure forment une barre et transforment cette rivière en un véritable marais, source d'exhalaisons pestilentielles. Presque tous les colons établis dans son voisinage, sont obligés de se retirer, après avoir contracté des maladies qui se terminent trop souvent par la mort. L'atelier des condamnés, établi sur les bords de cette rivière, entre elle et la Seybouse, ne doit son effrayante quantité de maladie qu'à ce voisinage insalubre.

Enfin à l'Ouest de la plaine, est le lac Fetzara, lac très considérable, dont le voisinage procure la fièvre à la moitié de la population arabe.

Comme on le voit, la plaine de Bône, si grande, si belle, dont le sol est si propre à la culture, puisque partout se trouve une couche épaisse de limon, est couverte par les eaux en hiver, dans la moitié de son étendue. Que ne doit-il pas arriver à l'approche des chaleurs, lors de l'évaporation de toutes ces eaux stagnantes? L'effrayante mortalité répandue dans notre armée aux premiers temps de l'occupation de Bône a assez répondu à cette question. On a, il est vrai, cherché les moyens de remédier à de si grands maux, quelques fossés d'écoulement ont été pratiqués dans les environs de la ville, d'infectes marécages ont disparu par ce moyen, bien des terres ont été défrichées, et les populations n'ont pas tardé à éprouver les bienfaits de ces travaux: Les fièvres intermittentes ont diminué d'un cinquième, c'était un renseignement utile, la connaissance d'une source de maux que l'on pouvait éteindre; mais il ne fallait pas borner l'application du remède aux localités les plus voisines de Bône, il fallait l'étendre à toute la plaine; puisque le but est de coloniser, il fallait l'appliquer à toutes les parties où l'etablissement des colons peut devenir un noyau de population, une source de prospérité. Non-seulement les travaux d'assainissement nécessaires n'ont pas été continués; mais ceux qui ont été exécutés sont aujourd'hui abandonnés à eux-mêmes: Ainsi des fossés qui l'an dernier avaient près d'un mètre de profondeur sont au niveau du sol aujourd'hui, encombrés par des joncs et d'autres herbes aquatiques desséchées pendant l'été; nul doute qu'en abandonnant les travaux, l'insalubrité renaîtra, et avec elle la salubrité d'autrefois.

On a pu vérifier un fait analogue dans la plaine de la Mitidja, dans les environs de Bouffarick. En 1835 et 1836, des travaux d'assainissement considérables furent opérés pour obtenir le dessèchement des marais dont le voisinage décimait la garnison de Bouffarick : Après les travaux, les maladies cessèrent en grande partie ; mais lorsqu'en 1839, l'ennemi reparut dans la plaine, on fut obligé d'abandonner la bêche pour le fusil; les fossés se comblèrent; et de nouveau, la plaine fut assaillie par les fièvres. A Bône, une grande partie des ouvriers amenés par M. de Bassano pour l'exploitation des mines de fer, trouvèrent la mort peu de temps après leur arrivée, et dans quelques fermes, actuellement en construction dans la plaine, les ouvriers refusent de travailler pour fuir des lieux qui seraient indubitablement leur tombeau.

Heureusement qu'il n'en est pas ainsi de toutes les contrées de la subdivision. Après avoir quitté la plaine, si vous mettez le pied dans la montagne, vous serez émerveillé de la différence. Des arbres verts offrent leur ombrage et leur fraîcheur, en été, de clairs ruisseaux invitent à une halte, et leurs eaux fraîches réjouissent la vue et le palais avant d'aller se mêler aux eaux stagnantes de la plaine. Les moissons dorent la terre, les sommets les plus élevés ne se montrent qu'avec leur couronne de verdure, blanchie quelquefois par la neige en hiver. Là tout annonce le bien-être, le bonheur, depuis la brebis paissant sur le flanc d'un coteau jusqu'au cultivateur dont l'œil vif, le teint légèrement animé, et les membres vigoureux éloignent toute idée de maladie. C'est dans ces monts, où les ressources sont plus considérables et les maux moins grands, qu'il faudrait jeter les premiers éléments de colonisation. Le laboureur n'y serait pas constamment en lutte avec les maladies, il pourrait consacrer tout son temps au travail, au grand œuvre de la colonisation, et la prospérité ne tarderait pas à naître dans son intérieur. Avec de tels exemples, les hommes que la crainte des maladies arrête, viendrait bien vite grossir le noyau, et une population florissante donnerait au nouveau pays des hommes vigoureux qui continueraient avec succès l'œuvre de leurs pères. Là, tout se trouve réuni pour ce but : Terres cultivables, pierres à bâtir ; bois, eau en abondance, et surtout un climat qui peut être considéré comme type des plus salubres.

J'emprunte à l'ouvrage de M. Dureau de la Malle quelques lignes d'un fait qui a une grande analogie avec ce qui nous concerne : « Qu'ont fait, dit-il, les Espagnols dans le Nou-« veau-Monde ? Tant qu'ils sont restés sur les côtes noyées, « marécageuses et insalubres, à Panama à Callao, à la Véra-« Crux et à Acapulco. La fièvre jaune et les miasmes putrides « ont décimé les colons et les soldats ; ils ont gravi le plateau « élevé du Mexique, ils ont occupé Mexico ; ils ont escaladé « les hautes chaînes des Andes ; ils ont fondé Potosi, Santa-« Fede, Bogato, et Quito. Là, sous l'équateur et les tropiques, « mais à deux mille trois cents et quatre mille, à trois mille, « et deux mille sept cents mètres de hauteur absolue, ils ont « retrouvé le climat salubre et tempéré, l'air élastique et vif « de leur mère-patrie. Là, ils ont cultivé les céréales, nourri-« ture habituelle de leur enfance, propagé les animaux domes-« tiques de l'Espagne, anciens compagnons de leurs guerres et « de leurs travaux. Leur population s'est accrue par la fécondité « des mariages, autant que par l'émigration de leurs compa-« triotes, assurés désormais contre les intempéries du climat. « Bref, en moins de deux siècles, les Espagnols ont couvert « de leurs colonies tout le nouveau continent, et occupé « les vastes contrées qui s'étendent entre les deux tropi-« ques. » (1)

Cette conduite ne serait-elle pas applicable à la subdivision

(1) *Recueil de renseignements sur la province de Constantine* : M. Dureau de la Malle, page **144**.

de Bône et les résultats ne seraient-ils pas aussi favorables? Nous n'hésitons pas à répondre affirmativement.

En descendant dans les plaines au Sud du petit Atlas, tout atteste un climat sain, un séjour recherché des anciens maîtres de l'Afrique. Dans une longueur de quinze lieues, nous trouvons les restes de *Khamissa*, de *Tiffich*, de *Tagaste*, de *Madaure*, de *Thaouza*, de *Tebessa*, toutes villes très importantes : Ces établissements n'ont certainement été fondés qu'après que l'expérience eût appris aux Romains que les maladies devaient peu les y atteindre; car dans aucun point suspect, ils n'ont fondé de grandes villes, et si quelquefois, dans ces lieux dont on devrait toujours éloigner les habitations, on trouve quelques vestiges de l'occupation de ce peuple conquérant et observateur, ils sont très restreints et ne nous montrent qu'un poste, une forteresse où les garnisons ne faisaient pas un long séjour.

Les voyageurs qui ont pu visiter cette zône de l'Afrique, n'y ont pas séjourné assez longtemps peut-être pour donner leur opinion sur son état climatérique. Mais il est facile, par l'inspection seule des localités et surtout des populations, de vérifier que le climat n'est presque pour rien dans les affections que l'on observe.

Les eaux y sont rares, nulle part, elles ne s'étendent de façon à former des marais; toutes les maladies qui proviennent de cette source n'existent donc pas, aussi les fièvres intermittentes sont-elles très rares. Il n'en est pas de même des ophthalmies, des maladies de la peau, de ces affections en quelque sorte particulières aux régions Sud. Chaque fois que les colonnes traversent ce pays, les Arabes viennent en foule demander des remèdes; ils suivent assez ordinairement les prescriptions qui leur sont faites, mais les séjours ne sont jamais assez longs pour arriver à des résultats définitifs, d'autant plus, comme je le disais, que toutes les maladies se bornent à des affections de l'œil, depuis la simple conjonctivite jusqu'à la cécité, et à des affections de la peau de tous les genres.

Ces particularités se comprennent parfaitement, en envisageant que l'on observe dans un pays de plaine, où il faut souvent marcher une journée pour trouver un arbre, où la terre, sans presque de culture, est d'un blanc grisâtre, qu'elle réfléchit fortement la lumière, que le moindre vent soulève des nuages de poussière très fine, et que le sirocco, en traversant ces plaines, n'a pas encore rencontré d'obstacles pour briser ses colonnes de sable et attiédir son souffle de feu. Le caractère errant des populations, son éloignement des villes, ne leur ont pas donné le goût des soins de propreté, de l'usage des bains, jamais ces hommes ne se baignent entièrement, ils ne font que les ablutions prescrites par leur religion, encore la plus grande partie ne se soumet-elle pas à ce sage précepte de l'islamisme. Leurs vêtements ne quittent leur corps que lorsqu'ils tombent en lambeaux. Alors, on le conçoit, ils sont enduits d'une couche graisseuse, rance, dont le contact sur la peau est des plus fâcheux, et ils sont couverts d'insectes dont les piqûres incessantes les forcent à se gratter constamment. De plus, la plupart de ces affections sont contagieuses, et comme les remèdes qu'ils emploient sont insignifiants, après un certain temps la plus grande partie des populations doit être infectée.

Le voisinage des eaux stagnantes est si funeste sur la santé, si propre au développement des fièvres et de tous les symptômes effrayants qui en sont les conséquences, qu'après avoir franchi un grand espace sans presque rencontrer de ces affections ; si on s'arrête quelque temps dans le voisinage de *Tebessa*, près d'*Okous*, lieu où se trouvent des sources abondantes qui ont donné naissance à des marais, on retrouve cette population étiolée des plaines marécageuses, ces figures blêmes, ces chairs flasques, et ce défaut d'énergie qui est la conséquence d'un affaiblissement lent. Ces marais sont peu nombreux et peu étendus, il est vrai, mais ils suffisent pour porter jusque dans Tebessa leur influence miasmatique. Dans l'intérieur de la ville, une autre cause vient encore accabler la population, mais celle-là est dépendante de sa volonté, ou plutôt de son ignorance. Les rues sont très étroites, recouvertes par des branches d'arbre et des joncs jetés d'une terrasse à une autre, ce sont des voûtes sous lesquelles le soleil ne pénètre jamais. L'intérieur des maisons est de la plus grande malpropreté. Les chèvres, les moutons qui habitent la même pièce que les hommes, laissent un résidu excrémentitiel qui n'est que rarement enlevé, encore n'est-ce que pour être déposé à la porte des habitations. Au milieu de ces exhalaisons sans cesse renaissantes, il est impossible qu'une population jouisse d'une belle santé, aussi presque tous les habitants offrent-ils des traces d'altération profonde.

Une garnison dont je faisais partie, a occupé Tebessa, pendant un mois, là, je fus chaque jour appelé pour visiter un grand nombre de malades, et je pus me convaincre du misérable état de toute cette population. Sur dix personnes, il en est tout au plus deux qui jouissent d'une bonne santé : les fièvres avec tout leur cortège d'engorgement des viscères abdominaux, d'anasarque, d'hydropisie, ont marqué du sceau de la mort toutes ces chétives créatures. Un grand nombre cumule, et offre un corps tatoué par des cicatrices et des ulcères encore saignants. Dans chaque rue on rencontre des hommes appuyés sur l'épaule d'enfants qui les conduisent : ce sont des aveugles; souvent ces enfants eux-mêmes, marchant vers la cécité, sont porteurs, ou de taies qui diminuent la vue, ou ont les yeux entourés d'une auréole rouge; leurs paupières dépourvues de cils, sont couvertes d'ulcérations, et, quand à ces maux, pas une main bienfaisante n'apporte de remède, quand pas un médecin n'est là pour soustraire les malheureux au fléau, et leur dire ensuite les moyens de le prévenir, nul doute que le mal ne fasse des progrès, puisque la cause existe toujours et va toujours croissante. Ne serait-ce pas le meilleur moyen de s'attacher ces peuples que de leur mettre le doigt sur le mal, et de les y soustraire? Tous comprendront le bien-être matériel. La santé est pour tout le monde, pour l'homme civilisé comme pour le sauvage, le premier de tous les biens; et nul doute que, par des moyens dont l'application est bien facile, en enlevant aux uns le mal dont ils sont atteints, en indiquant aux autres les moyens de l'éloigner, on ne les amène à ce sentiment de reconnaissance inné dans le cœur de l'homme, sentiment auquel succèderait bientôt un attachement général et inaltérable, parce que les services rendus seraient appréciés de tous et que le bonheur aurait reparu au milieu d'une population accablée. Ce moyen n'en vaudrait-il pas un autre? Nous croyons qu'il est le meilleur de tous.

Dans le bassin du Saharah, sur les hauts plateaux, on ne trouve que les affections des plaines qui sont au Sud du petit Atlas.

Sur le sommet du grand Atlas, point le plus Nord du Saharah algérien, la température est de beaucoup inférieure à celle des plaines. Du 21 au 29 avril, nous avons été assaillis dans notre bivouac par le vent, la grêle, la neige; le thermomètre descendait jusqu'à 2 degrés au dessus de zéro. Sous le rapport de la température, la partie Nord des hauts plateaux offre de grands avantages : l'air y est vif; en été, la chaleur est moins accablante que dans les plaines, mais au fur et à mesure que l'on avance vers le Sud, le sol s'incline, et on arrive dans la zône des sables.

Les établissements romains sont rares dans cette localité, ce qui prouve que ce peuple avait déjà reconnu l'infériorité de ce pays, sinon sous le rapport du climat, au moins sous celui de la fertilité du sol.

Aussi n'est-il pas présumable que nous fondions, dans le pays des Nemenchas, un établissement durable.

Les observations thermométriques et barométriques ont amené, pour la subdivision de Bône, ces résultats.

Les pluies commencent ordinairement vers le mois de novembre; il pleut quelquefois pendant quatre ou cinq jours sans interruption; alors les pluies sont torrentielles, si abondantes que toute la plaine est couverte d'eau, et que même les environs de la ville sont submergés. Dans la nuit du 14 au 15 novembre, les pluies furent si abondantes qu'elles couvrirent en quelques heures de temps tout le terrain de manœuvre, et que les caravanes campées en cet endroit durent, sans tarder, abandonner leurs tentes et une partie de leurs bêtes de somme, pour se mettre à l'abri de l'invasion des eaux; plusieurs ânes et mulets furent noyés dans cette circonstance. Cette scène de désolation se passait à cinq cents mètres de Bône.

Les pluies durent ordinairement pendant quatre mois de l'année; après ce temps, elles sont moins fréquentes et moins abondantes, et peuvent se continuer ainsi, jusqu'au mois de mai. C'est après les premières pluies que les Arabes labourent la terre et l'ensemencent. Lorsqu'elles tardent à arriver, ils conçoivent des craintes sur la richesse de la moisson; mais ils redoutent bien plus leur continuité, et si elles dépassent le mois de mai, la récolte est très faible.

Le vent le plus ordinaire dans les temps de pluie est le vent du Nord, ou du Nord-Ouest. Il souffle avec beaucoup de force. La rade de Bône est abritée par le Djebel-Edoug contre le vent du Nord-Ouest, mais celui du Nord soulève la mer avec violence, repousse les vagues fort avant dans la plaine, et s'oppose ainsi à l'écoulement des eaux de pluie conduites par les dégorgeoirs vers la mer.

Le vent le plus terrible, en été, est le vent du Sud : Le *simoun* ou *sirocco*. Il souffle quelquefois trois ou quatre jours de suite ; alors l'atmosphère est embrasée ; le ciel, à l'horizon, se colore d'une teinte rougeâtre qui paraît terne, vue à travers les nuages de poussière suspendus dans l'air. Quand on est surpris par une bouffée de ce vent, on éprouve une sensation analogue à celle qui est produite par une colonne d'air chaud sortant de la bouche d'un four.

L'impression exercée par ce vent, sur tout ce qui respire, est des plus désagréable ; les yeux s'injectent, irrités constamment par le sable fin qui s'amasse entre le globe de l'œil et les paupières. Les narines se remplissent de poussière et se dessèchent, la salive s'évapore et un sentiment d'irritation se fait sentir dans la bouche et dans les bronches ; il n'est même pas rare d'éprouver une sorte de suffocation.

Les malades, quand le sirocco souffle, voient ordinairement une aggravation de leurs maux, et quand ce vent continue pendant plusieurs jours, il amène une mortalité plus grande qu'en temps ordinaire.

Plus on avance dans le Sud, plus les effets de ce vent sont vivement sentis. Les colonnes en marche, surprises par lui, sont ordinairement obligées de s'arrêter, et quand, malheureusement, le manque d'eau ou une marche forcée empêche de bivouaquer ; il n'est pas rare de voir des soldats se suicider, poussés à cet acte par un trouble momentané des fonctions cérébrales.

Dans ces circonstances, les saignées deviennent nécessaires. Étant de service à l'arrière-garde d'une colonne qui parcourait la plaine du Chélif, en mai 1841, par un sirocco des plus forts, je fis, en quelques heures, dix-sept saignées; tous les chirurgiens des corps et de l'ambulance en firent un grand nombre, et en juin de la même année, dans les *angles*, le sirocco était si violent, que les hommes et les animaux ne trouvaient de position supportable que couchés la face contre terre, dans une direction opposée au vent; les sentinelles avancées ne pouvaient pas même rester debout. Après ces jours nous eûmes beaucoup de malades à l'ambulance.

La température moyenne de la plaine de Bône est, en été, de 27 ou 28 degrés centigrades, et en hiver de 15 à 16 degrés centigrades. En été, pendant quelques heures de la journée, la chaleur est accablante, le thermomètre marque jusqu'à 39 ou 40 degrés centigrades, et dans les derniers jours de juillet, (nous étions alors en marche) le mercure montait a 48 degrés centigrades à l'ombre.

Dans la montagne, la température est de beaucoup inférieure, tant à cause de l'élévation que de la présence des forêts.

Dans les régions au Sud du petit Atlas, la chaleur, sans être beaucoup supérieure à celle des environs de Bône, est beaucoup plus fatigante; la réflexion des rayons solaires sur le sol gris de ces plaines, fatigue considérablement la vue.

Les saisons ont une grande influence sur le développement et sur la nature des maladies; les irrégularités dans la marche et même dans la terminaison des affections en traitement.

Le printemps, époque de joie et de renaissance pour tout ce qui respire, est aussi la meilleure saison pour la santé. Les malades sont peu nombreux, et les affections offrent peu de gravité. Ce n'est que dans le mois de juillet, avec les fortes chaleurs, que naissent les affections vraiment meurtrières, Les fièvres, à cette époque, se compliquent de phénomènes inflammatoires avec leur cortége de délire, de stupeur qui paraît être une mort anticipée, d'ataxie, d'adynamie, qui révèlent si bien le travail, les progrès de l'infection miasmatique, viennent encore, dans cette saison, mettre en jeu toutes les ressources des médecins, trahir leur espoir, et enlever en quelques heures les malades, malgré des soins consciencieux et incessants.

Les dyssenteries, les diarrhées, plus rares à Bône que dans les autres provinces, appartiennent encore à cette saison de l'année.

En automne, les fièvres, dont la guérison n'a pas été complète, qui ont récidivé plusieurs fois, prennent une marche plus lente et deviennent chroniques; elles se compliquent d'engorgement des viscères abdominaux, d'anasarque, d'hydropisie; sous cette forme elles sont graves et difficiles à guérir, parce que toujours il y a lésion d'un organe important à la vie.

Enfin l'hiver amène quelques affections des voies respiratoires.

Dans chaque saison, les maladies sont souvent influencées par les variations atmosphériques. C'est en été surtout que ces modifications sont appréciables quand l'atmosphère est chargé d'électricité, quand souffle le sirocco et quand surviennent des pluies abondantes auxquelles succèdent les fortes chaleurs de cette saison. Les premières pluies augmentent toujours le nombre des malades dans les hôpitaux.

Ce fait que l'on vérifie tous les ans avait déjà frappé l'attention des anciens; car Léon, dans son chapitre sur le climat de la Barbarie, dit que : « Si par hasard il tombe de la pluie en « juillet et août, tout l'air est infecté, et donne aussitôt nais- « sance à des fièvres pestilentielles dont il est bien difficile de « guérir lorsqu'on en est attaqué. » (1)

M. Dureau de la Malle, dans une note de son livre, dit que

(1) Léon, page 77.

la même cause produit le même effet dans l'*Agro romano* et les Maremmes toscanes où il l'a observé plusieurs fois. (1)

Après les pluies, en été, les chaleurs si fortes de l'Afrique et de l'Italie doivent en effet donner lieu à une évaporation prompte et à un dégagement de miasmes entraînés avec les vapeurs et exhalés de la terre par les voies que l'eau leur a ouvertes.

Pour compléter cet exposé des modifications que subissent les maladies selon les saisons, et faire connaître, par des chiffres, l'augmentation ou la diminution aux différentes époques de l'année, nous joignons ici un tableau du nombre de malades entrés à l'hôpital militaire de Bône depuis 1840. Il aura le double but de montrer les modifications heureuses apportées par les quelques travaux d'assainissement exécutés et la nécessité de les continuer, car il est indispensable que nous arrivions à des résultats meilleurs. Les moyens sont faciles à exécuter, nous les indiquerons dans un autre chapitre.

(1) *Recueil de renseignements sur la province de Constantine*, p. 134, note 4.

TABLEAU

Indiquant par trimestre le chiffre des entrées à l'hopital militaire de Bone le chiffre des journées de traitement, celui des décès et celui de la garnison depuis 1840.

Années.	Trimestres	Fiévreux.	Blessés	Journées de traitement.	Décès.	Effectif de la garnison.
1840.	1er trim.	1932	188	50607	130	3790
	2e trim.	1045	121	19490	56	3224
	3e trim.	6920	284	42942	121	3504
	4e trim.	1229	259	32920	115	2995
1841.	1er trim	838	132	20204	82	3215
	2e id.	733	141	14184	46	3245
	3e id.	1789	173	29598	85	3410
	4e id.	1534	202	31187	87	3354
1842.	1er trim.	1072	192	27571	72	3150
	2e id.	878	202	23297	24	3008
	3e id.	2055	291	46241	92	3240
	4e id.	1661	197	38322	120	3218
1843.	1er trim.	1174	296	30582	61	3303
	2e id.	536	264	19469	34	3503
	3e id.	1306	261	26800	45	3073
	4e id.	1026	217	19654	53	3374
1844.	1er trim.	823	241	21990	64	2524
	2e id.	482	182	1442	23	2653
	3e id.	1733	265	30878	83	3433
	4e id.	951	209	20242	51	3134
1845.	1er trim.	683	119	14931	23	2926
	2e id.	524	102	16093	17	2785
	3e id.	1456	202	32962	49	3370
	4e id.	893	220	27137	35	3370
1846.	1er trim.	604	201	21088	29	3270
	2e id.	535	188	16761	13	3138
	3e id.	2325	225	46444	83	2982
	4e id.	889	217	30982	84	2538
1847.	1er trim	481	125	18549	48	2524
	2e id.	577	132	13419	19	2044
	3e id.	2048	165	47080	67	2678
	4e id.	1276	152	34027	102	2555

Sous la dénomination de *fiévreux*, nous avons compris toutes les maladies internes, et sous celle de *blessés* toutes les autres affections accidentelles et indépendantes du climat.

Il résulte de ce tableau que chaque année, les mois de juillet, août et septembre sont ceux qui fournissent le plus grand nombre de malades.

Les maladies, à Bône, à cette époque de l'année, offrent presque invariablement les mêmes caractères. Ce sont des fièvres rémittentes avec phénomènes saburraux et bilieux, qui les font désigner improprement, dans la localité, sous le nom de *fièvres rémittentes gastriques;* des fièvres intermittentes de différents types, et malheureusement souvent des fièvres inflammatoires dont on triomphe si difficilement.

La cause de ces nombreuses maladies se trouve tout naturellement dans les chaleurs excessives de la saison et l'évaporation incessante des marécages de la plaine.

Cette expérience d'un grand nombre d'années aurait dû amener des modifications dans l'hygiène du soldat et démontrer la nécessité, à moins de circonstances tout à fait exceptionnelles, de suspendre les expéditions, surtout dans le Sud, les travaux de routes ou autres depuis le 15 juin jusqu'au 20 septembre, et de consigner les militaires dans les casernes pendant les heures les plus chaudes de la journée.

Nous avons assez souvent eu occasion de constater la quantité prodigieuse de malades que nous amenait le mois de juillet quand il nous trouvait encore en expédition, pour ne pas reconnaître que, s'il est un préservatif contre les affections des saisons chaudes, il est dans le repos et l'éloignement de l'action d'un soleil cuisant.

Le premier et le quatrième trimestre de chaque année amènent encore à l'hôpital un grand nombre de fièvres intermittentes, dues aux alternatives de pluie et de chaleur de ces saisons, mais le nombre n'est pas comparable à celui de la saison chaude, d'autant plus qu'en automne et en hiver la plus grande partie des fièvres sont des récidives.

Dans la première moitié du deuxième trimestre, tout à

changé : les nouveaux malades sont rares, pour ainsi dire, et ce n'est qu'en juin, avec les chaleurs et l'évaporation des marécages que le nombre augmente d'une façon notable.

Ainsi en établissant par ordre les trimestres qui donnent le plus de malades, nous avons invariablement : Troisième trimestre, quatrième trimestre, premier trimestre, deuxième trimestre.

Le chiffre de la mortalité est toujours aussi en raison du chiffre des malades, cependant la mortalité du quatrième trimestre varie ordinairement peu de celle du troisième. C'est que dans le quatrième trimestre on voit succomber beaucoup de malades dont les affections ont pris une forme chronique.

Il nous est facile de constater le rapport de la mortalité de la population militaire de Bône. L'effectif moyen étant calculé à 3,200 hommes, nous avons :

En 1840	un décès sur	7,61	militaires.
1841	—	10,60	—
1842	—	10,38	—
1843	—	16,57	—
1844	—	14,47	—
1845	—	25,80	—
1846	—	15,81	—
1847	—	13,56,	—

Il est a remarquer que l'année 1845 qui, dans la population militaire, comme dans la population civile est remarquable par la proportion relativement moindre de décès, est une des moins chaudes que nous ayons signalée depuis notre arrivée en Afrique.

Le chiffre de la mortalité, quoique déjà si considérable, ne répond pas entièrement au nombre des malades admis dans les hôpitaux ; cela tient au peu de gravité qu'offrent en général, les maladies ; car, nous l'avons dit, les fièvres sont les seules affections de la localité et celles-ci n'offrent de gravité que par leur persistance et surtout leurs complications.

Nous avons souvent entendu dire que les dépenses à faire étaient le principal obstacle à l'exécution des travaux d'assainissement, depuis longtemps sollicités et reconnus nécessaires; nous ne pouvons pas ajouter à ces suppositions une entière confiance ; car, une fois bien établi que l'insalubrité est la seule cause du grand nombre de maladies et que les malades admis dans les hôpitaux entraînent des dépenses considérables pour l'État, il y aurait un vice de calcul à temporiser pour en venir plus tard à l'exécution des travaux reconnus nécessaires, il y aurait double frais à faire.

Il est facile d'établir approximativement le chiffre des dépenses nécessitées par le traitement des malades à l'hôpital militaire de Bône depuis 1840.

Le prix moyen d'une journée de traitement peut être fixé à 1 fr. 15 c. dont nous aurons à déduire 25 c. de masse individuelle, c'est-à-dire ce que chaque soldat verse à *l'ordinaire de la compagnie, plus le denier de poche*. Le prix moyen sera donc réduit à 90 c. qni nous donneront :

Pour	1840	une dépense de	141,363,10
	1841	—	85,655,70
	1842	—	121,887,90
	1843	—	86,854,50
	1844	—	67,096,80
	1845	—	82,009,80
	1846	—	103,747,50
	1847	—	101,767,50
		Total.	790,382,80

Il est incontestable pour nous, que ces 790,382,80 fr. qui donnent en moyenne pour chaque année 98,797 fr. sur une garnison de 3,200 hommes (1) eussent été mieux employés à prévenir les maladies qu'à les guérir. Pour cela, il ne fallait que donner aux choses une autre direction, il fallait engager d'un coup la moitié des sommes dépensées pour le traitement des malades, dans l'exécution des travaux d'assainissement; nous aurions eu certainement un même nombre de malades dans les hôpitaux parmi les travailleurs, peut-être même un plus grand nombre; mais depuis plusieurs années déjà, nous aurions un pays tout à fait assaini, par suite, beaucoup moins de malades, moins de décès et enfin l'État trouverait une économie; tandis que les dépenses déjà faites n'ont servi qu'a combattre le fléau sans l'écarter, et que tout ou à peu près est encore à faire pour l'assainissement.

Des maladies les plus communément observées.

On voit, d'après ce qui précède, que le sol est pour tout dans le développement des affections, et que celles-ci sont tout à fait différentes suivant le lieu où on observe. Dans les plaines marécageuses, ce sont les fièvres de toute nature avec leurs complications; sur les parties inférieures des pentes qui communiquent avec la plaine; ces fièvres ont déjà beaucoup perdu de leur intensité. Dans la montagne, elles sont presque nulles, si ce n'est sur le bord des ruisseaux, et surtout le long de la Seybouse. Très souvent, en suivant cette rivière, on rencontre des barrages faits par les Arabes pour la passer à gué, l'eau ne coule, dans ces endroits, qu'en très petite quantité, entre les pierres et les branches d'arbres de ces barrages qui laissent entre eux des trous énormes dans lesquels l'eau sé-

(1) Nous pourrions joindre ici une somme de 35,000 fr. en moyenne, pour l'hôpital civil des femmes.

journe, croupit, et finit par exhaler des odeurs malfaisantes. La grande quantité de fruits qu'il y a dans la montagne occasionne souvent, un peu avant leur maturité, des diarrhées qui ne peuvent être attribuées qu'à leur usage; mais cette maladie n'est pas comnue dans la contrée, et dans aucun temps nous ne voyons, comme dans les provinces d'Alger et d'Oran, une grande mortalité à la suite des dyssenteries et des diarrhées. Les fièvres sévissent pour ainsi dire seules ici.

Dans les régions Sud, les fièvres disparaissent pour être remplacées surtout par les affections de l'œil. La gale, la teigne, un peu de scorbut, et quelquefois la lèpre viennent compléter un asssz triste tableau. Il est encore une affection dont les ravages sont bien profonds et qui affecte toutes les localités : c'est la syphilis. Il est peu d'Arabe qui n'ait ou n'ait eu quelque affection vénérienne, et comme jamais ils ne se soumettent à aucun traitement; on comprend qu'après un certain temps, des maladies qu'ils ont cru guéries après la disparition de quelques caractères extérieurs, reviennent avec une nouvelle force, et produisent de grands ravages. Ils se font de ces maux une singulière idée. Ainsi : La gonorrhée, appelée par eux *mal de la terre,* ne se développe que par la présence d'un mauvais génie qui, dans le fait de l'émission des urines (1), aurait quitté la terre et serait venu en suivant le jet se loger dans l'urèthre.

Le seul moyen, selon eux, de se débarrasser de cette affection est de cohabiter avec une Négresse.

Ce génie, qui vient de la terre et qui est noir, a une grande prédilection pour les êtres de sa couleur; il ne les attaque pas directement; il fait même tous ses efforts pour ne pas quitter celui chez qui il s'est choisi une demeure; mais lorsque par

(1) Les Arabes, dans cet acte, s'accroupissent et se mettent le plus près possible de la terre.

les prières, et l'exercice souvent répété du coït, le génie, troublé dans sa retraite, abandonne sa victime, il ne fait que passer, en quelque sorte, sur la Négresse, et la laisse à la première occasion.

Quand il en est autrement, ce qui arrive souvent, la Négresse s'accuse elle-même de quelque action coupable, et supporte ce qui lui arrive en expiation.

Avec de pareilles idées on conçoit ce qui doit se passer dans toutes ces populations que l'éloignement des villes n'a pas encore familiarisé avec nos habitudes. Ce sont des idées tellement accréditées dans leur esprit, qu'il m'arrive quelquefois que des spahis, atteints de gonorrhée, et à qui je propose des médicaments ou l'hôpital, me font, avec beaucoup de conviction, ces histoires-là, et ne demandent que quelques jours d'exemption de service pour exécuter leurs projets.

Quand le mal vénérien se traduit par des ulcérations, des bubons, ils lui donnent le nom de *morda-el-kebir* (la grande maladie) et, dans ce cas, quoiqu'en fait la maladie soit bien plus grave, elle est moindre à leurs yeux que la gonorrhée, parce que la superstition ne s'en mêle pas. Ils trouvent la présence de plaies, d'ulcères, tout à fait naturelle et sans conséquence, tandis qu'il n'en est pas de même d'un flux dont ils ne voient pas la source et qui doit les réduire progressivement.

De tout temps les maladies, dans ces localités, ont été les mêmes, ainsi que le prouvent les observations des voyageurs. Mais en comparant leurs observations avec ce que l'on a aujourd'hui sous les yeux on peut être étonné de l'âge qu'ils donnaient aux Arabes et de l'état florissant de santé dans lequel ils les trouvaient. M. Dureau de la Malle, compulsant Poiret, Léon l'Africain, rapporte ainsi ce que disaient ces auteurs : « Les habitants de l'Afrique septentrionale ne con-

« naissent point cette foule de maladies qui viennent à la « suite de notre mollesse, de nos excès, ils atteignent ordi- « nairement l'âge de soixante-cinq à soixante-dix ans ; on ne « trouve que dans les montagnes quelques exemples d'une « plus grande longévité ; les maux auxquels ils sont le plus « sujets et qui viennent de leur malpropreté, de l'insalubrité « des lieux qu'ils habitent, de leur manière de vivre et de se « nourrir de leurs excès avec les femmes, sont les maladies « de la peau, les fièvres intermittentes, les ophthalmies, les « rhumatismes, enfin le mal vénérien qui leur a été importé « d'Europe et pour lequel ils ne connaissent d'autre remède « que l'émigration dans les contrées les plus méridionales de « l'Afrique (1). » Soixante-cinq ou soixante-dix ans est un âge fort avancé pour les Arabes, et comme il est impossible de vérifier l'époque de leur naissance sur les registres de l'état civil, ce ne peut qu'être une évaluation approximative, et l'on sait que les Arabes paraissent vieux de bonne heure. Quant à la plus grande quantité de maladies observées aujourd'hui, quelle cause faut-il lui assigner? l'action toujours croissante de l'encombrement des rivières, de l'extension des marécages, de la disparition des bois et du défaut de soins pour la guérison des affections contagieuses.

Il n'est pas rare de rencontrer l'éléphantiasis des Arabes. La variole règne quelquefois épidémiquement. Il y a quelques mois cette affection, après avoir sévi sur la jeune population de Constantine, se répandit dans quelques points de la subdivision de Bône et fit de grands ravages chez les enfants et même chez les adultes, avec quelques enseignements comme ceux-là, les Arabes comprendraient peut-être les bienfaits de la vaccine à laquelle ils accordent déjà une certaine confiance.

(1) P. 170. M. Dureau de la Malle, *Recueil de renseignements sur la province de Constantine.*

CHAPITRE V.

Travaux à effectuer.

Comme on le voit, les maladies sont d'autant plus nombreuses et plus graves qu'on les examine plus près de la ville de Bône, et dans toute la plaine qui s'étend depuis cette ville jusqu'au petit Atlas, et cependant c'est la partie du territoire dont les produits seraient les plus considérables si, après des travaux d'assainissement convenables, on parvenait à y établir un centre de population dont chaque famille n'eût pas à craindre de voir tous ses membres succomber successivement.

La Numidie a toujours été la partie la plus florissante de l'Afrique romaine, et la plaine de Bône réputée au milieu de ces riches contrées.

Cette plaine, au premier aspect, offre un bassin ayant au Nord la mer, et enveloppé dans tous ses autres points par une ceinture de montagnes. Les bords de la mer sont sans cesse fouettés par des vagues qui apportent des sables; ceux-ci s'amoncèlent, et offrent aujourd'hui un bourrelet très élevé qui transforme la plaine en une espèce de cuvette, réservoir de toutes les eaux venues de la montagne. Les trois déversoirs, la Seybouse, la Boudjima et la Mafrag, sont eux-mêmes obstrués pendant une grande partie de l'année; ce n'est qu'en hiver, à l'époque des pluies, lorsque l'abandance des eaux établit un courant très rapide que ces rivières communiquent avec la mer, encore ce courant ne s'établit-il que quand les eaux se sont répandues à droite et à gauche de leur lit et ont noyé toute la plaine.

Les travaux à exécuter pour l'assainissement général de toute cette plaine sont considérables, mais ils sont commandés par les circonstances; et quelque soient le temps qu'ils exigent et les sommes qu'ils absorbent, y a-t-il à hésiter lorsqu'il s'agit du bien-être, de la santé des populations?

Dans les tableaux qui précèdent nous avons donné le chiffre de la mortalité par trimestre, depuis 1840, dans la garnison de Bône; nous reproduisons ici ce tableau en y ajoutant le chiffre de la mortalité par année, depuis 1832, dans le but sacré de voir d'un coup d'œil les améliorations successives depuis l'occupation.

ANNÉES.	MORTS.	EFFECTIF.
1832	459(1)	Le nombre de fournitures à Bône, est de 3200. L'effectif est basé ordinairement sur ce chiffre.
1833	1529	
1834	466	
1835	376	
1836	469	
1837	2318	
1838	651	
1839	640	
1840	422	
1841	300	
1842	308	
1843	193	
1844	221	
1845	124	
1846	209	
1847	236	

Cette diminution si considérable du chiffre des décès depuis quelques années, cette amélioration générale de la santé du sol-

(1) L'occupation a commencé le 8 avril 1832, par un effectif de cent hommes du 4e de ligne, qui, jusqu'à la fin d'octobre, s'est progressivement élevé à trois mille cinq cents.

dat tient incontestablement aux travaux exécutés dans l'intérieur de la ville.

Dans les premiers temps de notre occupation, les immondices accumulées avaient exhaussé le sol au point d'enterrer les maisons de quelques mètres, les rues étaient étroites, tortueuses; jamais le soleil ne venait éclairer les masures, et l'eau, cet élément indispensable de la salubrité d'un lieu, y était mauvaise, les sources qui, du pied Djebel-Edoug, apportaient autrefois l'eau dans la ville étaient dépourvues de leurs conduits, brisés par ordre d'Achemet-Bey, et leurs eaux se répandant dans la plaine en augmentaient l'infection.

Aujourd'hui, presque toute l'ancienne ville a disparu, des maisons hautes, bien bâties, ont remplacé les anciennes huttes, des casernes convenablement disposées reçoivent les militaires, les rues sont larges, l'air y circule librement, et le soleil promène ses rayons dans tous les coins. L'eau a repris son ancien cours vers la ville, et s'y distribue dans toutes les directions par des conduits qui s'ouvrent à l'extérieur par des bornes-fontaines. Elle est toujours insuffisante en été, mais elle est bonne à boire.

Quelques travaux à exécuter encore joindraient, à la source principale, les eaux de quelques sources qui se répandent encore dans la plaine, et alors l'approvisionnement sera suffisant.

C'était bien par la ville, par le point qui devait recevoir la garnison et la nouvelle population, que les améliorations devaient commencer; mais il ne fallait pas borner là les travaux.

La ville, sans le pays qui l'entoure, n'est rien, elle ne devra sa prospérité qu'à l'occupation de la plaine; c'est donc celle-ci qu'il faut assainir, qu'il faut rendre habitable.

Les travaux déjà exécutés dans la banlieue sont insuffisants puisque le terrain de manœuvre est inaccessible pendant six mois de l'année, et le plus petit orage qui détrempe la terre, y laisse des traces pendant huit jours, cependant il est entouré de fossés d'écoulement dont l'un débouche dans la mer. Il en est de même de tout le voisinage de la ville.

Dans ces derniers temps, quelques-uns de ces fossés ont été supprimés ; c'est une faute, l'expérience de cette année nous le prouve : les maladies sont beaucoup plus nombreuses que les années précédentes, et il est impossible d'assigner à ce fait une autre cause que cette suppression.

A la place des fossés d'écoulement qui, les années dernières, étaient toujours remplis d'eau, parce que quelques ruisseaux n'étaient pas comblés, les chaleurs de l'été ont donné des marais fangeux, la boue noire du fond de ces fossés desséchés exhalait une odeur sulfureuse des plus dangereuses. Cet état de choses est incontestablement plus préjudiciable à la santé que l'absence des fossés d'écoulement.

Il est donc nécessaire ou de les supprimer complètement, ou mieux de les conserver en couvrant leurs parois et leur fond d'une muraille et d'un enduit imperméable, pour éviter l'extension en largeur et l'infiltration, et permettre le nettoyage dans le cas de desséchement.

Les nombreux bas-fonds de la petite plaine qui conservent l'eau même pendant les grandes chaleurs, et sont, ainsi que les fossés, des voisinages infects, devraient être comblés sans retard, c'est de tout ce qu'il y a à faire la chose la plus facile et à laquelle on paraît n'avoir pas songé qu'a cause même de la facilité de l'exécution.

Pour obtenir quelque chose de tout à fait satisfaisant, on pourrait attaquer la plaine par quatre points : Les *lacs de La Calle, la Seybouse, la Boujima* et le *lac Fetzara.*

Le lac du Bastion (Guerat-el-Malah) situé près de l'ancien

bastion de France, est un point de la plus grande salubrité.

Le lac du milieu (Guerat-el-Oubeira), situé très près du premier, mêle avec lui ses exhalaisons pestilentielles. Ces lacs sont le réservoir de toutes les eaux qui proviennent des versants Nord et Ouest des montagnes qui avoisinent La Calle. Les eaux du versant Est vont se rendre au lac Tonga.

En tenant compte des niveaux, il est facile d'apprécier la possibilité de déverser le lac du milieu (Guerat-el-Oubeira) dans le lac Tonga. Le premier est à 27 mètres au-dessus du niveau de la mer, et dans la saison das pluies il communique par une vallée marécageuse avec le Tonga, qui se trouve, lui, au niveau de la mer, y conduisant par un chenal ouvert dans tous les temps. La distance entre les deux lacs est d'environ 2,000 mètres, et le canal à creuser se trouve tout naturellement préparé, dans la saison des pluies : il en résulterait une disposition favorable, lors de l'exploitation des forêts qui avoisinent La Calle ; ce serait la possibilité de conduire par eau jusqu'à la mer les bois de ces forêts. Ce moyen paraît être le seul : on attaquerait par lui le point le plus malsain de la contrée, car ce lac n'ayant que fort peu d'eau, le desséchement s'en opère promptement en été, et il en résulte une foule de maladies.

Ce moyen a déjà fixé l'attention, car, d'après Poiret, dès 1785 on étudiait à La Calle des projets de desséchement pour l'ètang du Beau Marchand (1), et l'on hésitait entre le desséchement par les remblais, ou par le creusement d'un canal entre les deux lacs, ce dernier moyen serait le moins dispendieux et celui dont les résultats seraient le plus appréciable sous le rapport commercial.

En descendant vers la *Mafrag*, la plaine occupée par les *Seybas*, et les *Ouled-Diepp*, est presque constamment noyée,

(1) C'est aujourd'hui le lac Guerat-el-Oubeira

ou au moins couverte de marécages, quelques petits ruisseaux aboutissent à l'Oued-el-Kébir, la traversent; mais ils sont insuffisants pour opérer dans cette rivière, le déversement de toutes les eaux; l'inclinaison du sol est si faible, que les eaux sont forcées de stagner.

La plaine n'a pas plus de 2 mètres à 2 mètres 50 centimètres au dessus du niveau de la mer, et dans un parcours de 1,500 à 2,000 mètres, il n'y a pas plus de 1 mètre de pente; les travaux de creusement sont donc impossibles. Les remblais seuls pourraient avoir quelque efficacité; mais indépendamment de la difficulté de trouver des déblais propres à ces travaux il faudrait encore réunir dans la contrée une population nombreuse, active, et laborieuse. Mais qui voudrait, dans l'état actuel des choses, venir lutter contre les maladies, pour un travail préparatoire de cette nature? Personne. Il reste un moyen dont l'action est lente, mais dont l'expérience a démontré les bons résultats; il consiste à confier à la terre un semis de cyprès des marais ou des peupliers. Toulon est là pour nous prouver les résultats heureux de cette expérience. Avec un temps plus ou moins long, le sol s'exhausserait de lui-même, les alluvions descendues des montagnes trouveraient un obstacle à leur cours vers la mer, et chaque année apporterait une nouvelle couche sur le sol. Pour le présent, la salubrité augmenterait avec les développement des tiges et des feuilles.

Il faudrait, dans ces circonstances difficiles, user de tous les moyens, entretenir le lit des ruisseaux qui traversent le pays, veiller à ce qu'aucun barrage ne s'y forme lorsque les eaux charient des troncs d'arbres, des pierres, et amener ainsi les eaux dans l'Oued-el-Kebir, et de là dans la Mafrag.

La partie de la plaine comprise entre la Mafrag et la Seybouse est la moins marécageuse. L'aspect général du terrain offre, dans sa partie moyenne, une légère crête et deux versants qui aboutissent l'un à la Mafrag, l'autre à la Seybouse.

Près de la première de ces rivières se trouvent cependant quelques marécages et un petit lac : *le lac Djeme*, appelé par nous lac des Chameaux. Ici la pente est suffisante pour obtenir le déversement des eaux de ce lac dans la Mafrag ; un canal très court les y conduirait, et il ne resterait plus que l'entretien de l'embouchure de cette rivière dans la Méditerranée.

La barre qui existe pendant quelques mois de l'année à l'embouchure de la Mafrag, aurait beaucoup moins de tendance à se former, lorsque cette rivière porterait à la mer une plus grande quantité d'eau. Ce fait peut être vérifié, en hiver, lorsque les pluies grossissent la rivière, la barre disparaît. En été, un draguage souvent répété entretiendrait toujours un écoulement facile. Si ces moyens pouvaient être mis à exécution, les Ouled-Diepp, les Seybas, une partie des Beni-Urdjin, sortiraient de l'état d'anéantissement, de langueur dans lequel ils se trouvent, et éprouvant les bienfaits de nos travaux, mettraient en culture des lieux qu'ils abandonnent aux troupeaux.

La Seybouse coule dans l'un des points les plus déclives de la plaine, elle la traverse du Sud au Nord.

Quelles ressources ne pourrait-on pas tirer de cette disposition? Par des canaux très courts, une grande partie de la plaine pourrait lui apporter ses eaux. Nul doute que ces travaux n'aient été autrefois exécutés, lorsque les Romains avaient à l'embouchure de cette rivière le port ou était stationnée la flotte avec laquelle P. Sitius, lieutenant de César, détruisit celle de Scipion, fugitif, en l'an de Rome 707. Ils avaient sans doute compris que ces travaux devaient amener la richesse du pays, et une plus grande grande quantité d'eau dans leur port.

Dans l'état actuel, deux sources abondantes peuvent être

ajoutées à la Seybouse, ce sont l'Oued-Boujima, et le lac Fetzara.

La Boujima prend sa source dans le pâté de montagnes du petit Atlas qui avoisine Nechmeya. A sa source elle est connue sous le nom Bou-Infra; elle descend le long de la plaine de Bône parallèlement à la Seybouse. C'est dans cette plaine qu'elle prend le nom de Boujima. A deux lieues de Bône, après avoir passé sous les arches du pont dit de Constantine; elle coupe un des contreforts de l'Edoug et traverse la vallée des Kharesas, où elle reçoit un affluent alimenté par les eaux du lac Fetzara.

La Boujima, dans la vallée de Kharesas, n'est point une rivière; elle forme à chaque pas des flaques d'eau croupie, reliées entre elles par de minces filets d'eau; celle qui déborde des flaques se répand dans la vallée, et la transforme en un marais perpétuel, à tel point que pour faire une route, on fut obligé d'exhausser de 2 mètres le terrain sur lequel elle est établie, et quoique cette route soit bordée de fossés profonds, en hiver, l'eau la couvre en entier.

La Boujima ne communique avec la mer que pendant deux mois de l'année; aussi, pendant tout l'été Bône et ses environs reçoivent-ils les miasmes de la vallée des Kharesas.

Cette vallée, certainement la plus mauvaise de la subdivision, a, de tout temps attiré l'attention; bien des projets ont été étudiés pour obtenir la cessation des maux qu'elle appelle sur la population, mais les choses sont toujours restées dans le même état. Il n'y a qu'un moyen possible pour obtenir un résultat satisfaisant, c'est le détournement de la Boujima; car quels que soient les travaux exécutés dans le lit de cette rivière, jamais on ne pourra établir une communication permanente avec la mer.

Ce qui est relatif au desséchement de la Boujima, dans la

vallée des Kharesas, se rapporte aux travaux à exécuter sur le lac Fetzara ; nous réunirons ces deux questions.

Le lac Fetzara, situé à l'Ouest de la plaine de Bône, n'a pas moins de 21,000 hectares de superficie il est situé à l'extrémité de la vallée des Kharesas qui, après avoir fait un angle droit, s'ouvre en ligne directe sur Bône. Le niveau de la vallée au dessus du lac est de 3 mètres au plus ; aussi dans la saison des pluies, les débordements sont-ils considérables.

Trois voies peuvent être ouvertes pour obtenir le desséchement de ce lac : A l'Ouest celle de l'Oued-el-Kebir. Cette rivière, venue de l'Edoug, va porter ses eaux à la mer près du cap de Fer ; mais outre que la distance entre cette rivière et le lac est assez considérable, il faudrait tourner un pâté de montagnes. Ce moyen n'est pas le meilleur.

Il serait facile de réunir le lac à la Boujima, dans la vallée des Kharesas ; mais alors les inconvénients qui existent aujourd'hui ne feraient que s'accroître ; c'est-à-dire qu'à cause de la barre qui existe presque constamment, on ne pourrait obtenir le versement des eaux réunies dans la mer.

Il reste un dernier moyen qui réunit les travaux relatifs au lac et à la Boujima. Celle-ci coule entre la Seybouse et le lac en longeant son côté Est. Elle en est distante de 7,000 mètres environ. Dans ce point l'inclinaison est suffisante pour obtenir par un canal le versement des eaux du lac dans la rivière. Le lit de celle-ci, déjà large, serait entretenu convenablement, et par cette voie les eaux du lac et de la Boujima seraient conduites jusqu'à mille mètres du Pont-de-Constantine. Ici, au lieu de suivre la Boudjima qui plus tard vient inonder les Kharesas, un autre canal conduirait les eaux réunies dans la Seybouse qui dans ce point n'est éloigné de la Boujima que de six à sept mètres. De la Seybouse, le déversement dans la mer est toujours possible, et, quoique souvent la barre existe, l'écoulement se fait toujours, la navigation seule est interrompue.

Le lit de la Boujima dans la vallée des Kharesas, pourrait être comblé avec des sables que l'on a sous la main; avec quatorze ou quinze mille mètres de fossés, toute la partie Ouest de la plaine de Bône pourrait donc être assainie, et l'on trouverait aux portes de la ville un immense terrain propre à la culture.

Ce dernier moyen de dessèchement du lac Fetzara a été examiné il y a déjà longtemps, puis abandonné et enfin repris; mais quoique le meilleur, si l'on ne cherche que l'écoulement des eaux, il ne nous paraît pas remplir suffisamment le but que l'on se propose, c'est-à-dire l'assainissement de la contrée.

Il nous paraît impossible d'obtenir par ces canaux le déssèchement complet du lac, et alors on aurait rendu un mauvais service au pays en mettant à découvert une grande partie de son fonds d'où s'exhaleraient sans cesse des émanations délétères.

La cause du développement des maladies n'est pas tant dans les opérations à la surface des eaux, que dans le dégagement des gaz qui s'échappent de la vase laissée sur les bords du lac à l'époque des chaleurs; ainsi en favorisant l'écoulement partiel des eaux, on laisserait à découvert une bien plus grande quantité de détritus végétaux et on augmenterait le mal au lieu de le diminuer.

Si à l'époque des chaleurs, au moment du plus grand retrait des eaux, on comblait toutes les parties laissées à découvert, de façon à établir une digue autour du lac, on remplirait, à notre avis, toutes les indications de salubrité. Les eaux seraient maintenues dans leur lit dont elles ne pourraient s'échapper en hiver pour inonder le pays.

En joignant à ces travaux des plantations d'arbres distribuées dans toute l'étendue de la plaine, on arriverait certainement à un heureux résultat. Partout où l'œil se repose sur une belle végétation, sur un terrain doré par des moissons couronnées d'arbres, la vie est belle, forte, et semble partager la richesse du sol, tandis que rien n'est triste comme l'aspect malheureux, chétif des habitants d'un pays inculte.

L'influence des bois est telle sur les modifications atmosphériques, que, dans le pays qui nous occupe, sur un nombre à peu près égal de Beni-Urdjin qui habitent la plaine dépouillée, et de Beni-Salah qui habitent les premiers contreforts du petit Atlas, si bien boissés, il y a eu en six mois une mortalité de près de moitié plus considérable chez les premiers ; l'aspect seul des habitants de la montagne et de la plaine suffit pour établir la différence entre les deux localités. Le montagnard est robuste, a des chairs dures, l'œil vif et brillant; l'habitant de la plaine est blême, presque toujours porteur d'engorgement des viscères abdominaux, suite de fièvres intermittentes.

Quoique la montagne offre des conditions de salubrité incontestables, il est cependant quelques points, et ce sont les plus habités, qui nécessitent des travaux.

De grandes mares d'eau croupie sont maintenues dans leur lit par les barrages qu'ont formé les grandes eaux; ce sont autant d'obstacles au cours régulier des rivières, et, quand les eaux baissent en été il n'y a plus quelquefois qu'un filet qui s'échappe difficilement entre les pierres des barrages : alors l'eau croupit, devient puante et développe des miasmes nuisibles aux habitants des bords. Avec quelques soins, on s'opposerait facilement aux encombrements et on rendrait à la rivière la régularité de son cours. Cette disposition est applicable à tous les ruisseaux que l'on rencontre dans le petit Atlas et surtout à la Seybouse.

Dans les immenses plaines au Sud de la montagne, les travaux à exécuter sont à peu près nuls ; il n'y à point de marais insalubres, les affections les plus communes sont dépendantes de la malpropreté des habitants et de leur séjour dans les régions Sud.

Dans les plaines sablonneuses, la première chose à exécuter serait des plantations nombreuses : il faudrait persuader aux Arabes que les lois forment le fonds de la richesse d'un pays, faire des avantages, accorder des récompenses à ceux qui, les premiers, mettraient nos conseils en pratique.

Avec le développement des bois, ils seraient moins exposés aux ophthalmies ; le vent du Sud et les nuages de poussière qu'il amène trouveraient, de distance en distance, des obstacles qui en diminueraient la force. Les arbres seraient des rideaux derrière lesquels s'abriteraient les habitants; enfin la terre impropre à la culture, parce qu'elle manque d'eau, acquerrerait par ce moyen une nouvelle force, et deviendrait une source de richesses.

Cette zone de l'Algérie n'a pas toujours présenté l'état de dévastation et de tristesse quelle offre aujourd'hui.

L'histoire nous apprend que sous les Romains et même sous les Vandales, les forêts se continuaient presque sans interruption jusqu'à l'Océan. Ce ne fut que lorsque les Mahométans envahirent l'Afrique que tous les moyens possibles fussent mis à exécution pour ne leur offrir qu'un pays malheureux et dévasté. La reine Kainah, femme berbère, qui, en 709, régnait sur les monts Aurès, désola tout le pays, renversa les édifices, détruisit les forêts et fit un désert d'un des plus beaux pays.

De là, la différence immense entre les contrées que nous parcourons aujourd'hui et celles qu'habitaient les Romains : l'eau, le bois, ne manquaient pas certainement aux nombreuses villes et forts dont nous trouvons les ruines ; maintenant, les sources peuvent être comptées, souvent même les colonnes sont obligées de forcer leur marche pour en rencontrer une ; fâcheuse réussite qui trouve sa cause première dans la destruction des forêts, provoquée par l'aveugle fureur d'une reine barbare.

Le contact seul des Européens pourrait donner aux populations de ces contrées des idées de propreté qui les exempteraient d'une foule de maladies de la peau, inhérentes à l'état crasseux dans lequel ils vivent, et au fur et à mesure que nos établissements s'étendront vers le Sud, il serait nécessaire de favoriser l'établissement de maisons de bains, où, pour une modique somme, tous les Arabes pussent se baigner. Tebessa, dans son état actuel, au centre d'une population nombreuse, devrait compter plusieurs établissements de ce genre; c'est un désir des habitants, en même temps qu'une des premières nécessités de leur existence ; là, tout se trouve réuni pour l'établissement prompt et peu coûteux de quelques piscines ; des baignoires en pierre laissées par les Romains, de l'eau en abondance, tout ce qui est nécessaire pour la construction des fourneaux et des bois pour les alimenter. C'est, je crois, la première chose à faire dans l'intérêt de la santé des populations arabes.

CHAPITRE VI.

Archéologie.

Hippo Regius (Hippône), Ascurus (Askoure), Hammam Berda. — Kalama (Guelma), Suthul Announa. — Khamissa — Tifferech (Tiffech), Thayaste (Tajelt), Madaure (M'daourouch), Taygura (Thaoura), Ad Mercurium (Kijsah) Theveste (Tibessa), Aquæ Cœsaris (Ckous).

A chaque pas, dans la subdivision de Bône, on foule des ruines romaines, les villes se succèdent, les routes sillonnent le sol dans toutes les directions, des monuments et même des enceintes encore entières attestent des établissements mieux organisés dans ce pays que dans l'Ouest de l'Algérie. Nos colonnes ont visité tous ces points, et séjourné dans beaucoup d'entre eux qui, à cause de l'eau, sont des stations obligées. Je les indiquerai en suivant leur ordre de situation du Nord au Sud.

Hippône (Hippo Regius), est situé à une très petite distance à l'Ouest de Bône entre la Boujima et la Seybouse. Les restes de la ville sont groupés au pied de deux mamelons toujours verts au Nord-Ouest de l'embouchure de la Seybouse (Ubus).

D'origine phénicienne, comme la plus grande partie des villes de la côte, Hippo resta longtemps une ville sans importance, fort peu connue des Romains, ce ne fut que lorsque Massinissa, et ses successeurs, les Rois de Numidie, trouvèrent dans Hippo et ses environs une résidence agréable à cause de la fertilité du sol et de la variété des sites, que la ville prit du développment, et fut surnommée la résidence des Rois; de là, son nom de Hippo-Régius, (Hippône la Royale).

Sous la domination immédiate des Romains, elle s'embellit considérablement, et devint une cité opulente dont les richesses tentèrent les Vandales. Ceux-ci étaient déjà répandus dans les trois Mauritanies : La Tengitane, la Césarienne et la Sitifienne, lorsque le comte Boniface, qui partageait avec Œtius le commandement de l'Afrique, sous la régence de la femme d'Honorius, Placidie, qui régnait au nom de son fils Valentinien III, fut envoyé par cette reine auprès de Gondoric, roi des Vandales, pour proposer un arrangement à cet envahisseur dont les yeux étaient depuis longtemps tournés vers l'Afrique. Boniface, épris des charmes de Pélagie, jeune Vandale, l'épousa.

La différence de religion entre les époux, développa des dissidences chez les partisans de Boniface qui était catholique ; Œtius, profitant de ces moments de troubles, intrigua, et parvint, à force de ruse, à peindre son rival comme un ambitieux qui ne cherchait qu'à fomenter la discorde pour s'assurer un succès. Boniface sentant alors que toute lutte devenait impossible pour lui, et que son retour serait infailliblement suivi de la mort, proposa à Gondoric un traité qui fut accepté par le Vandale : Celui-ci prenait possession des trois Mauritanies, Tengitane, Césarienne, Sétifienne : Boniface se réservait la Numidie, c'est-à-dire la partie la plus riche.

Ce fut Gondoric qui accepta le traité, mais Genseric l'exécuta.

Les Vandales une fois installés ne tardèrent pas à jeter le masque; ils envahissaient, ravageant tout ce qu'ils rencontraient. Boniface tenta, par des promesses, puis par des menaces, de les arrêter en chemin, et de les refouler jusqu'au delà du détroit, en Espagne; mais les promesses ne pouvaient rapporter aux Vandales les immenses richesses qu'ils savaient renfermées dans la Numidie; quant aux menaces, elles ne faisaient que les irriter davantage.

Boniface fut donc contraint d'employer la force; mais ce n'était qu'en désespoir de cause, et pour ne pas rester spectateur oisif de l'envahissement des Vandales; car il s'était aliéné tous les esprits catholiques par son mariage, et il ne pouvait compter que sur un petit nombre de partisans.

Aussi fut-il battu.

C'est après cette défaite qu'il se réfugia dans Hippône. Il y fut assiégé, car les Vandales trouvaient en lui leur plus terrible adversaire.

Pendant le siége, qui dura quatorze mois, Boniface ayant reçu des secours de Constantinople, tenta de nouveau la chance d'une bataille. Le moment était d'autant plus favorable que les assiégeants, manquant de vivres, s'étaient en partie retirés; mais il fut encore battu, et ne trouva de salut que dans la fuite. Les Vandales vainqueurs brûlèrent Hippône, abandonnée en 430.

De cette belle cité il ne reste plus rien aujourd'hui; mais un souvenir bien grand s'y rattache : c'est celui de son évêque Saint Augustin, dont le nom est conservé même chez les Arabes.

La subdivision de Bône nous montre encore les ruines des villes où il naquit, où il étudia et de celle où il succomba, laissant des manuscrits précieux qui échappèrent miraculeusement à la fureur des Vandales.

Les ruines que l'on trouve aujourd'hui sur l'emplacement d'Hippône sont trop disséminées pour que l'on puisse établir, même approximativement, la disposition de la ville; la partie la mieux conservée n'offre que des citernes d'une dimension considérable dont la hauteur est de six à sept mètres sur quarante de longueur et vingt-cinq de largeur. Elles sont construites en moëllons et en briques liés au moyen d'un ciment dont la dureté est celle de la pierre.

Un aqueduc amenait l'eau de l'Édoug dans les citernes. On en retrouve encore cinq arches près d'un ruisseau qui devait fournir à la ville *le ruisseau d'or*.

Le long de la Seybouse sont encore les restes de l'ancien quai où s'amarraient les vaisseaux romains. Quelques murs épais sont encore debout dans la plaine; mais tous ces vestiges sont loin d'accuser l'existence d'une cité opulente; ce n'est qu'en fouillant la terre qu'on amène à sa surface de magnifiques colonnes en marbre, des chapiteaux d'un travail fini, des pierres entièrement ornées, des statues en marbre et en bronze; enfin, tout ce qui annonce la richesse et le luxe d'une cité.

Nul doute qu'à cette époque les environs de cette ville ne fussent autres qu'ils le sont aujourd'hui : Hippône n'eut pas laissé exister près d'elle des lieux infects comme la Seybouse et la Boujimah dans leur état actuel. Aujourd'hui l'habitation, dans le voisinage d'Hippône, est presque inévitablement suivie d'une maladie.

Les auteurs anciens signalent la Boujimah comme un affluent de la Seybouse, et donnent à cette dernière une importance considérable. Elle portait des frégates, disent-ils; il n'en est plus ainsi maintenant, et ce n'est qu'à l'état d'obstruction de l'embouchure de ces deux rivières qu'est due l'insalubrité de toute la contrée.

Depuis Hippône jusqu'auprès de Guelma, on ne trouve que quelques traces de voie romaine; au haut du col de Nechmeya et au pied de la montagne à gauche de la voie, on rencontre les ruines d'Askoure (*ancienne Ascurus*), et celles d'Hamman-Berda; de ces dernières, il ne reste plus qu'un bassin qui reçoit encore les eaux thermales. C'est à quelques lieues de là que se trouve Guelma.

Il est assez difficile d'établir d'une manière exacte quelles sont les ruines au milieu desquelles s'élève aujourd'hui la nouvelle ville de Guelma ; c'est incontestablement l'ancienne Kalama des Romains, appelée Kalma par les Turcs ; mais il est plus difficile de croire que ce nom de Kalama ait été substitué par les Romains à celui de Suthul des Numides ; car, d'après la description que Salluste fait de Suthul, la disposition des lieux qu'il signale n'est pas du tout celle que l'on observe. « *Par la rigueur des temps et la position de la ville,* dit cet « auteur, on ne pourrait ni s'en emparer ni l'assiéger ; car « autour de son enceinte, située sur un mont élevé, est une « plaine fangeuse que les pluies de l'hiver avaient convertie « en marais. » (1) Le terrain sur lequel est bâti Kalama n'est pas un rocher élevé, le sol n'offre que de très-légères inflexions dont les dispositions sont telles qu'elles excluent toute idée de la formation de marais.

Sur la rive gauche de la Seybouse sont des points qui ont beaucoup d'analogie avec la description de Salluste, et des ruines assez abondantes que l'on y rencontre pourraient bien appartenir à cette ancienne ville.

La proximité des lieux peut seule faire dire à Orose que « c'est près de Kalama que Juggurtha accabla l'armée d'Au« lus Postumius. » Salluste, signalant le même fait, dit que ce fut près de Suthul. L'erreur vient sans doute de ce que Kalama fut bâtie par les Romains non loin de l'ancienne Suthul.

Guelma nous offre aujourd'hui des remparts encore debout, un cirque d'une grande étendue, et, en creusant le sol, une quantité considérable de belles pierres de taille, près Guelma

(1) Quod quanquam et sævitia temporis, opportunitate loci, neque capi neque obsideri poterat, nam circum murum situm in prœrupte montis extremo; planities limosa hiemalibus aquis paludem fecerat.

Salluste. — Juggurtha, cap. XXXVII.

sont les bains d'Hamman-Mez-Scoutim; là existe encore la piscine connue sous le nom d'*Aquœ Tibilitanœ,* nom qui lui fut sans doute donné à cause du voisinage de Tibilis.

Announa (*Castellum Fabatianum*) au sud-ouest de Guelma, près de Medjez-Hammar, nous offre encore des ruines qui attestent l'existence d'une ancienne ville.

Ces points, occupés depuis longtemps, sont déjà très-connus, je parlerai donc de préférence des ruines qui sont au sud et qui n'ont été récemment visitées que par nos colonnes.

Après avoir franchi les montagnes des Ouled-Dan, d'une distance de 10 à 12 lieues au sud de Guelma, sont les restes d'une grande ville que nous appelons aujourd'hui *Zhamisa.* La plus grande indécision règne dans les auteurs à l'égard de cette ville, elle est désignée sous différents noms, et souvent confondue avec *Tifferech.*

D'aprés la Table de Peutinger, le chemin conduisait, avec vingt-cinq milles romains (1), de Castellum Fabatianum (Announa) à Tibilis, en passant par les montagnes, au sud-est de la première ville. Cette direction est exactement celle du Khamisa actuel et la distance entre ces deux points est bien celle qui existe.

Au pied de cette ville coule l'*Hamisa,* rivière dont la source est très-voisine et qui se continue, ou plutôt qui commence la Medjardas; Mannert suppose que la ville moderne d'Hamise est l'ancienne Tibilis, mais il ne donne aucune raison pour appuyer cette supposition.

La position de *Tibilis* étant établie d'une façon satisfaisante d'après la Table de Peutinger, et l'emplacement actuel de *Khamissa* se rapportant entièrement à cette position, il est permis de penser que le nom de la rivière près de laquelle se

(1) Le mille romain vaut 760 toises ou 1481 mètres 48 centimètres.

trouve cette ville, a servi plus tard à désigner tout le pays environnant, et dans la suite la ville exclusivement. Il est à remarquer que les Arabes ont presque partout conservé les noms anciens, soit de pays, soit de ville, en n'y faisant que quelques modifications pour approprier les mots à leur langue. Le nom de *Khamisa* qu'ils donnent aujourd'hui à cette ville considérable a trop de ressemblance avec celui d'*Hamisa* pour que cette analogie ne soit pas d'une grande valeur.

Une inscription suffirait pour lever tous les doutes; mais ni dans les restes de monuments, ni dans les immenses nécropoles il n'y a d'inscription qui renferme le nom de la ville.

Cependant, en admettant la substitution du nom d'Hamisa à celui de Tibilis, les renseignements fournis par Hebenstreil ne laissent plus de doute que notre Khamisa soit Hamisa des anciens (1). « Il a vu à Hamisa, les débris d'une très-grande « ville ancienne, de superbes portiques bien alignés, des co- « lonnes de marbre, des palais encore debout, un amphithéâ- « de 150 pas de diamètre dont six rangs sont intacts, le tout « en grosses pierres de taille. » Le fait parait certain quand le même auteur ajoute que c'est à mi-chemin, entre Tifferech et Guelma, qu'il a remarqué ces ruines.

Il y a bien une erreur dans l'évaluation des distances, Khamisa est beaucoup plus rapprochée de Tifferech que de Guelma; mais c'est la seule ville que l'on rencontre entre ces deux points.

Dans son état actuel, Khamisa (Hamisa) offre encore tout ce que Hebenstreil a observé. L'amphithéâtre est presque entièrement conservé, seulement les éboulements de la montagne à laquelle il est adossé, ont élevé le sol à l'intérieur, il faut aujourd'hui se baisser pour passer sous les portes; les

(1) Nouvel ann. des voyages, t. XLVI Page 58.

gradins dont le nombre devait être de vingt ou vingt-cinq sont enfouis dans la partie qui touche la montagne, il ne reste sur les côtés que dix rangées qui ne soient pas encombrées.

Il ne faudrait que des déblais pour remettre ce théâtre dans son état primitif.

La ville est bâtie sur trois mamelons, séparés du côté du Nord, mais qui se réunissent au Sud. C'est vers ce point que se trouve encore debout un arc de triomphe, porte d'entrée de la ville. Une voie dont on suit les traces, et, à droite et à gauche de laquelle on retrouve les fondations des maisons, coupe la ville de l'est à l'ouest. Sur le point le plus élevé sont les restes d'un grand édifice dont les colonnes en marbre, d'un mètre de diamètre, attestent la magnificence; de tous les côtés sont des voûtes, des colonnes debout ou renversées, le tout bâti en pierres d'une grande dimension. Au pied de l'un des mamelons, sous un monument dont il ne reste que les fondations, et dont il est difficile de déterminer l'usage, coule une source très-abondante dont l'eau claire et limpide a été funeste à nos soldats. Cette eau contient une quantité notable de magnésie dont l'effet purgatif s'est vivement fait sentir chez toutes les personnes qui en ont bu; mais le long des ruisseaux où coulent les eaux magnésiennes, sont un grand nombre de sources dont l'eau, très-bonne à boire, peut suffire aux besoins d'une armée. La cavalerie trouve dans l'Oued-Hamise des abreuvoirs excellents.

Rien n'indique que Khamisa (Hamisa) fût autrefois une place forte; on n'y rencontre aucun reste de muraille extérieure ni de fort. Par sa position, du reste, elle était fort peu propre à la défense : il n'en est pas de même de *Tifferech* (*Tiffech*).

Au sud de Khamisa, après avoir franchi un défilé dont la longueur est de trois à quatre lieues, et dans lequel on coupe plusieurs fois une voie romaine, on trouve les restes de l'ancienne *Tifferech* (*Tiffech*).

Quelques auteurs anciens donnent à cette ville le nom de *Tipasa,* aussi a-t-elle été, pour cette raison, confondue avec *Theveste* (*Tebessa*); mais en tenant compte des détails fournis par ces mêmes auteurs, la confusion n'est plus possible, ils placent *Tipasa* (*Tifferech,* Tiffech) dans le voisinage de l'Hamise, et *Tipasa* (*Theveste,* Tebessa) sur l'Oued-Serrat, affluent de la Medjardas. La position de Tifferech convient parfaitement à Tiffech, et celle de Theveste à Tebessa (1). Hebenstreil dit que c'est entre Guelma et Tifferech qu'il a vu les ruines d'Hamisa (Khamissa); Shaw donne à Tipasa le nom de Tiffech, et place cette ville à six lieues marines au sud-est de Guelma.

Cette position, par rapport à la direction, convient entièrement à Tiffech; mais l'évaluation de la distance est fausse, il y a au moins quinze lieues entre ces deux villes; mais cette évaluation, toute fausse qu'elle est, ne permet pas de confondre Tipasa (Tifferech) avec Tipasa (Theveste), car cette dernière ville est à quinze ou vingt lieues au sud de la précédente.

Léon dit que Tiffech est bâtie sur la pente d'une montagne, qu'elle est fermée de murailles et de tours fort hautes, qu'elle fut démolie par les Arabes à leur arrivée en Afrique, en punition de l'attachement que ses habitants avaient manifesté pour la régence des Romains d'Orient.

Tiffech (Tifferech) est en effet bâtie sur la pente d'une montagne. En suivant avec soin les traces des fondations, on retrouve les murailles extérieures et l'emplacement des tours;

---

(1) De ce seul fait il est facile de conclure que les auteurs qui ont écrit sur la géographie ancienne n'avaient pas visité les lieux.

la base de l'une d'elles existe encore jusqu'à deux mètres au-dessus du sol; les pans de murailles que l'on retrouve debout sont d'une épaisseur très-considérable; il ne reste de bien conservé qu'une moitié de voûte dont l'élévation peut faire supposer qu'elle appartenait à une des portes de la ville.

A huit ou dix lieues à l'est de Tiffech, sur la rive gauche de la *Medjardas* (Bagradas), sont les restes de *Thagaste* (Tagilt). Ce point n'est guère connu que sous le nom de *Soukharas* à cause d'un marché considérable qui s'y tient tous les dimanches.

Cette ville est célèbre par la naissance de Saint Augustin. Aucun doute ne peut être élevé sur son identité; quelques inscriptions prouvent incontestablement que les ruines que nous trouvons aujonrd'hui à deux mille mètres de la Medjardas, sur la rive gauche de cette rivière, appartiennent à l'ancienne Thagaste.

Il ne reste plus de cette ville que des pierres renversées.

M. le colonel Lapie place sur sa carte Thagaste sur la rive droite de la Medjardas : c'est une erreur.

C'est à six lieues environ au sud de cette ville que se trouvent les restes de *Madaure*. Hebenstreil dit avoir remarqué des ruines près d'un lac dont l'eau est saumâtre, il pense que ce pourrait bien être celles de Madaure, ceci sans autre indication de lieu, sans aucun point de départ.

Près des ruines de cette ville se trouvent en effet plusieurs mares d'eau provenant des sources mêmes de la ville; mais il n'y a pas de lac. Madaure (aujourd'hui Madaourouch) est bâtie dans une plaine sablonneuse, sur un emplacement crayeux.

D'après l'indication de Saint Augustin, la ville de Madaure serait plus grande que celle de Thagaste, et serait située non loin de cette dernière.

La disposition actuelle des lieux répond entièrement à cette indication; les ruines sont beaucoup plus considérables que celles de Thagaste, et dans un état de conservation plus parfaite.

Une maison carrée subsiste encore avec une grande partie d'un temple, sur lequel malheureusement on ne trouve aucune inscription. Ce qui reste du temple est bien conservé. La maison carrée a été démolie et reconstruite, car plusieurs pierres tumulaires ont servi à la réédification, et on les a maladroitement disposées dans le sens inverse des caractères.

Quelques inscriptions trouvées au milieu des ruines ne laissent aucun doute sur l'existence de Madaure. Dans le lieu appelé aujourd'hui M'daourouch, sur une pierre tumulaire on lit ;

D. M. S.
IVLADA TVA
PIA.V.ANS.X
IVL IVSTVS
MADAVRVS
P.V.A IIII
H. S.S.
XIII.

Et sur un fragment de pierre on lit encore :

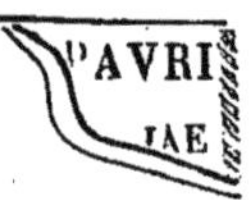

C'est dans cette ville que saint Augustin fit ses études.

Voilà donc quatre grandes villes romaines dans un rayon de cinq à six lieues.

A l'est de Madaure, à l'extrémité de la plaine dans laquelle cette ville est située, est encore un amas de ruines. On trouve, sur le sommet d'un mamelon pierreux, commandant un défilé, un fort très-solidement construit. C'est l'ancienne *Taggura* (Thaoura des Arabes) que l'Itinéraire d'Antonin place à trente-quatre milles à l'est de Tifferech, et la Table de Peutinger à vingt-trois milles seulement : cette dernière distance paraît la plus exacte.

Les murailles extérieures du fort forment un rectangle ayant sur un de ses côtés des voûtes et des espèces de caves que les décombres ont en partie comblées.

Au pied du mamelon, la disposition des ruines indique une ville d'une médiocre importance; les fondations laissent encore les traces de quelques rues; à l'extrémité de l'une d'elles sont des restes d'arceaux; ils n'ont plus que deux mètres d'élévation; mais leur disposition prouve que la partie inférieure est enfouie.

Cette ancienne ville est située sur le versant ouest d'une chaîne de collines qui unit les deux côtés de la plaine de M'daourouch. Cette position et l'obstacle que les pierres amoncelées offraient à l'écoulement des eaux et des matières entraînées par elles ont dû contribuer puissamment à la disparition presque complète de cette ville sous les terres amoncelées. La seule partie dont la conservation soit parfaite est le fort.

De Madaure (M'daourouch), en se dirigeant vers le sud, il faut franchir un espace de dix lieues avant d'arriver à une ville importante; on rencontre cependant çà et là quelques ruines fort peu considérables où des pierres couchées sur le sol attestent des points habités : ils étaient probablement sans importance.

A onze mille romains de Theveste, la Table de Peutinger place un temple de *Mercure* (*Ad Mercurium*). Ce point n'est autre que *Kissah,* bâtie en face de *Theveste* sur le flanc de la montagne et séparée de cette dernière ville par la plaine.

La Table de Peutinger ne fait que signaler ce point; aucun auteur ancien n'en parle. Cependant la grande quantité de ruines que l'on y trouve doit faire supposer qu'il y avait là autre chose qu'un *Temple de Mercure.*

Sur un mamelon se trouve en effet un monument dont il ne reste plus que la partie inférieure assez délabrée; mais le sol est couvert de pierres et de colonnes d'une grande dimension. Pendant le court espace de temps que nous sommes restés près de ces ruines, je n'ai pu trouver aucune inscription.

La carte de M. le colonel Lapie place ce point dans la position qu'il occupe.

La plus importante, la mieux conservée des villes romaines de la subdivision est sans contredit *Theveste* (*Tebessa*); aucune pierre ne manque à cette ville, ses remparts, ses monuments sont debout avec le cachet que leur a laissé le temps.

De l'extérieur on ne voit rien que des murailles bâties en grosses pierres et armées de tours très-élevées. Introduit dans l'intérieur de la ville par un arc de triomphe du plus précieux travail, on trouve des bicoques bâties avec de la boue et des pierres ornées de sculptures. Tous ces restes admirables sont épars et malheureusement en la possession de gens qui, ne les appréciant pas, en altèrent tous les jours la valeur.

Il n'y a aucun doute sur la situation de *Theveste* (*Tebessa.*)

Bruce était le seul européen qui, avant nos colonnes, eût visité cette ville. Léon l'Africain parle de ses remparts bâtis par les Romains, en pierres de tailles énormes comme celles du Colysée, de la quantité de colonnes de marbre, de pilastres et d'inscriptions latines qui décorent l'ancien Forum et les autres édifices publics. Bruce y a vu temple immense et un arc de triomphe d'un goût admirable.

Theveste (*Tebessa*) est bâtie entre l'*Oued-Serrat* et l'*Oued-Chabrou*, elle existe encore tout entière, ses remparts sont bien conservés. Quelques points seulement, un peu ruinés, ont été relevés pas nos troupes. Les quatorze tours qui la flanquent sont aussi dans un état parfait de conservation.

Deux portes donnent accès dans la ville; l'une, la porte des Jardins, est comprise entre deux tours qui en défendent l'entrée; l'autre est l'ancien arc de triomphe qui existe encore tout entier; il a cependant perdu beaucoup de sa légèreté, de son élégance, car les Arabes ont rempli tous les vides entre les colonnes avec de grosses pierres, et n'ont laissé, du côté nord, qu'un simple passage très-bas où est aujourd'hui la porte. Les côtés ouest et est sont entièrement bouchés. Le côté sud, dans l'intérieur de la ville, est, dans la partie supérieure, ce qu'il a toujours été. Quelques maisons arabes sont adossées aux colonnes dans la partie inférieure.

La voûte est un plein cintre supporté par quatre colonnes corinthiennes à chaque angle. L'intérieur de l'arc est à clairevoie; la partie supérieure est ornée d'un dais formé de quatre petites colonnes qui supportent une rangée de pierres.

La maison carrée, entièrement conservée, était un temple à Esculape; ses ornements extérieurs sont d'un goût admirable. Sur l'une des faces était un péristyle que les Arabes ont fait disparaître, en maçonnant entre les colonnes corinthiennes qui le formaient.

L'intérieur de ce monument est aujourd'hui une savonnerie.

A chaque pas, dans la ville, on rencontre des arceaux, des

colonnes ; les chambranles des portes des maisons actuelles ne sont formés que de chapiteaux de colonnes superposées. Extérieurement, on trouve un cirque d'une grande dimension ; mais ce qu'il y a de plus beau, c'est un aqueduc composé de soixante arches, qui prend l'eau dans la montagne, traverse un ravin profond au milieu des jardins et amène l'eau jusqu'aux portes de la ville. Nul doute qu'il ne se prolongeât autrefois dans l'intérieur de Theveste ; car on y retrouve, en creusant, des conduits qui traversent la ville dans toute sa longueur.

Les environs de *Tebessa,* en se dirigeant vers l'ouest, sont couverts de ruines. C'est là sans doute qu'était la ville. Tebessa d'aujourd'hui n'est qu'une espèce de citadelle.

A cinq lieues à l'ouest de Tebessa, sont les ruines d'*Aquæ Cæsaris,* eaux thermales très-fréquentées et marquées comme telles sur la Table de Peutinger.

C'est à une demi-lieue de ces ruines que se trouve aujourd'hui *Okous,* village des Nemenchas, renommé par la qualité de son miel.

A l'entrée de la vallée dans laquelle se trouvent les villages sont les restes de la piscine romaine. Le bassin est en partie encombré par les débris, il reste à l'un de ses angles un pan de voûte et deux colonnes ; tout le reste est renversé.

Au sud de *Tebessa,* le pays des Nemenchas fournit encore un grand nombre de restes romains ; mais aucun de ces points n'offre d'importance apparente. Ce sont des maisons carrées au milieu desquelles se trouve ordinairement un puits, quelques-uns de ces forts encore entiers sont constitués par deux murailles, une intérieure, l'autre extérieure, laissant entre elles un espace libre qui permet de faire le tour du fort. Je n'ai trouvé d'inscription sur aucun.

Ces forts, rapprochés les uns des autres, paraissent suivre deux lignes : l'une vers l'est, l'autre vers l'ouest.

Dans l'intervalle de ces deux lignes, dans la direction du sud, nous n'avons rencontré qu'un puits romain du nom actuel de *Bir-el-Atheur*. J'en ai parlé plus haut.

CHAPITRE VII.

Points où l'on projette de nouveaux établissements militaires.

Souckharas — M'daourouch. — Tiffech. — Thaoura.

Le choix des localités n'est pas une chose peu importante pour fonder des établissements militaires. Presque tous ceux qui existent ne sont que des ossuaires; et si, souvent, à l'époque où il s'agissait de placer des postes purement militaires parce qu'ils commandaient soit une vallée, soit un centre de population sans s'inquiéter de la salubrité des lieux, on a été obligé de tout sacrifier à la nécessité; au moins, aujourd'hui que les circonstances ne sont pas aussi impérieuses, doit-on chercher des localités qui réunissent des conditions de salubrité à une bonne position militaire. J'indique la salubrité avant la position militaire, car que peut une garnison abîmée par les fièvres et les autres maladies de ce pays, lors même que sa position est très avantageuse? Que sont devenus les régiments en garnison à Bouffarick, à l'Arbah, au Fondouch, à Cara, à Mustapha, à Bône, à Milianah, etc.? Ils ont presque complétement disparu. Toutes les familles qui ont perdu quelques-uns de leurs membres dans ces malheureuses circonstances, n'ont de voix que pour accuser le climat meurtrier de l'Afrique, et pour dissuader toutes les personnes qui voudraient s'y fixer. La santé naît d'abord de la salubrité des points habités, et sans la santé, l'homme n'est capable de rien, pas même de sa défense personnelle.

Le choix des localités, sous le rapport de la salubrité est donc de la dernière importance, et c'est plein de cette idée que j'ai examiné avec soin les lieux où il est question de créer de nouveaux établissements militaires, aucun homme spécial, sous ce rapport, ne faisant partie de la commission chargée de l'examen.

SOUCKHARAS, sur l'emplacement de l'ancienne Thagaste, offre, eu égard à la salubrité, tous les avantages des pays de montagnes.

Ce point est entouré de verdoyantes collines couvertes d'arbres dont le feuillage purifie l'air; quelques vallées au fond desquelles les eaux trouvent un écoulement facile, s'ouvrent sur lui. A une très-petite distance, la Medjardas, dont le cours est rapide, reçoit et emporte tout ce que lui apportent les déversoirs des pays environnants : aussi ne trouve-t-on dans aucun point ces agglomérations d'eaux, source de tant de maladies.

Les terres arables sont en très-grande quantité, et d'une fertilité telle, que le pays des Hanenchas au milieu duquel ce point est situé, est justement considéré comme le plus riche de la subdivision. Une garnison, convenablement établie dans cet emplacement, jouirait donc de tous les avantages de salubrité qu'une position peut naturellement offrir. Mais d'autres considérations purement militaires présentent des obstacles presque invincibles, ils naissent de la nature même du pays, quoiqu'il ne doive pas entrer dans ces renseignements dont le but principal est ce qui est relatif à la salubrité, de rapporter ce que des recherches m'ont fait connaître, je le fais, cependant, pour que d'un coup-d'œil toutes les questions relatives au choix d'une position militaire puissent être envisagées.

Souckharas est située sur le versant sud du petit Atlas dans une partie de la montagne très-accidentée. Tout le pays environnant est sillonné par des ravins profonds, coupé par des crêtes à pentes rapides sur lesquelles les éboulements sont fréquents dans la saison des pluies.

Les travaux à exécuter pour des routes y seraient donc très-difficiles, et leur entretien plus encore.

Les routes indispensables pour les communications ne pourraient être tracées qu'à grand renfort de bras, et exigeraient en tout temps, et surtout en hiver, la présence d'ouvriers pour réparer les dégâts occasionnés par les pluis; enfin, et comme raison principale, cette position, masquée vers le sud par les derniers contreforts du petit Atlas, serait trop éloignée de la frontière de Tunis pour la surveiller facilement.

M'daourouch (Madaure) est située à sept ou huit lieues au sud de Soukharas, dans une plaine considérable, dont la direction est de l'ouest à l'est, cette plaine qui communique directement à l'ouest avec celle des Haractas est plus grande encore. Elle paraît tout d'abord offrir la position militaire la plus propre à une surveillance continuelle, tant sur la frontière de Tunis que sur les immenses tribus dans le voisinage desquelles cette ancienne ville romaine est située.

Elle laisse en effet entre elle et les points actuellement occupés toute la grande tribu des Hanenchas, et les autres plus petites groupées autour d'elle; elle surveille, à l'ouest, le pays des Haractas, sur la limite duquel elle est située; à l'est la frontière, enfin au sud, les dernières portions de terrain appartenant au Tell.

Ce point est situé dans la zone des plaines, au sud du petit Atlas. De quelque côté qu'on jette les yeux, l'œil découvre un immense horizon.

L'observation du pays, chose première du maintien de la paix et de la tranquillité, y serait donc facile, et des patrouilles pourraient être faites sans, pour ainsi dire, perdre de vue le point du départ. Mais, comme tout établissement militaire de nouvelle création doit devenir plus tard le centre d'une population agricole, il faut que le terrain choisi unisse à une position forte les éléments propres à la production.

Celui de M'daourouch, malheureusement, ne comporte pas ces conditions. Le sol, dans un rayon de deux ou trois lieues, est constitué par un calcaire grisâtre à couches obliques et couvert d'un sable argileux. Dans quelques enfoncements, où des couches calcaires ont été enlevées, on rencontre une marne bleue, et généralement les terrains de cette nature sont peu propres à la végétation; de plus, le pays est très-faiblement arrosé.

Il en est de même de toute la contrée qui est au sud de M'daourouch : les productions n'y ont plus cette apparence de force qu'elles présentent dans la montagne; les points cultivés fournissent des plantes maigres et chétives. Quant à celles qui se développent sans culture, ce sont celles qui croissent de préférence dans les terrains pierreux, même dans les décombres, comme l'armoise.

Il n'en est pas ainsi de tout le pays qui est au delà du rayon de deux ou trois lieues autour de M'daourouch, en se rapprochant de la montagne au nord : La terre y est excessivement fertile et bien arrosée; les environs d'Ain-Tamasmast sont de la dernière richesse, et en se rapprochant des frontières de Tunis, à l'est, on ne rencontre que de riches moissons dans cette partie, la plaine se rétrécit considérablement, elle ne forme plus qu'une vallée dont le sol offre les mêmes éléments que celui de la montagne; c'est un fond argileux avec une couche épaisse d'humus noirâtre.

Sous le rapport climatérique, M'daourouch, comme position, n'offre rien qui soit éminemment préjudiciable à la santé. Point de marais, point d'eau stagnante, par suite, point de travaux d'assainissement à faire; mais l'absence même de toute espèce de choses si propres à la purification de l'air, à la satisfaction de la vue, l'absence de végétation peut, sinon devenir une cause directe de maladies, au moins engendrer une disposition d'esprit qui rend plus susceptible d'en contracter.

Quoi de plus accablant que la complète nudité du sol, que la triste uniformité d'un terrain gris? L'esprit, constamment frappé des mêmes objets de désolation, se laisse aller au désir de revoir des séjours plus gais, plus variés, et souvent de l'impuissance à satisfaire ses désirs, naît une disposition fâcheuse qui peut produire bien des maux, sans parler de la nostalgie.

Ces considérations sont, il est vrai, de bien peu d'importance devant la nécessité, et les intérêts particuliers se taisent devant l'intérêt général; mais il est une question importante d'hygiène, de salubrité et par suite de santé, c'est celle de l'eau potable.

M'daourouch n'a pas de ruisseau dans ses environs, ce n'est qu'à quatre lieues que l'on rencontre Ain-Tamasmast et quelques autres sources.

Au milieu de l'ancienne Madaure se trouve une mare assez considérable alimentée par une source dont l'eau vient se perdre dans la plaine; elle est fort peu abondante; mais des recherches récentes ont amené la découverte d'une autre source beaucoup plus considérable, qui, d'après une évaluation approximative, fournirait deux cent trente-trois mille litres d'eau par jour.

Si cette quantité pouvait toujours être la même, elle serait beaucoup plus que suffisante pour les besoins d'une garnison; mais l'expérience n'a duré que deux jours, et il est possible que cette quantité diminue notablement. Les recherches ont été faites dans un point d'où sortait un petit filet d'eau. Après avoir arraché des herbes entrelacées qui formaient, dans les interstices des pierres, un véritable ciment et avoir soulevé les pierres elles-mêmes, l'eau sortit avec une force prodigieuse laissant voir des débris de conduits romains. Ce fait est important, car il prouve que c'est par cette source que les Romains étaient approvisionnés. Mais il est probable que cette quantité considérable d'eau n'était que le résultat d'une accumulation; car aujourd'hui l'écoulement a beaucoup diminué. Ce fait m'a été rapporté par un spahis irrégulier du goum des Hanenchas, qui a assisté aux fouilles et par conséquent peut établir la comparaison.

Les ressources en eau, dans une localité, sont du ressort de l'autorité supérieure, qui toujours fait évaluer d'avance les quantités nécessaires pour les besoins d'une garnison; mais il est important de signaler son influence directe sur la santé des hommes. L'eau doit être de bonne qualité et surtout en abondance. C'est l'élément le plus indispensable de la salubrité d'un lieu et le premier des besoins pour les occupants.

Il serait donc nécessaire de bien constater que M'daourouch remplit et remplira toujours, sous ce rapport, les conditions désirables.

En résumé, comme position militaire, M'daourouch est un point d'une importance marquée; mais les éléments nécessaires à tout succès postérieur y manquent. Absence de terres propres à la culture, si ce n'est à une grande distance du centre. Eau en trop faible quantité. Avec ces conditions négatives, il est impossible qu'un établissement prospère jamais. A cinq ou six lieues au nord-ouest de M'daourouch, Tiffech (Tifferech) a aussi appelé l'attention. Les restes de l'établissement ancien qui attestent encore une cité florissante, gardée par des tours et de solides fortifications, la nature du terrain, la distribution des eaux, tout démontre la possibilité d'un établissement dont la prospérité ne peut pas être douteuse, tant sous le rapport de la salubrité que sous celui de la richesse. Il est donc nécessaire de faire ressortir tous ces motifs favorables.

Tiffech est située dans la plaine de ce nom, adossée à une chaîne de collines peu élevées; quelques tours ruinées et des restes de murailles en garnissent la partie inférieure. L'ancienne ville était entièrement dans la plaine le long de la chaîne.

Les mamelons et les ravins qui le séparent sont entièrement garnis de bois de toutes les essences; les plus considérablement répandus sont le chêne-liège et le chêne zène. Ces bois ne sont, il est vrai, qu'à l'état d'arbrisseaux; mais cela tient uniquement à la présence des troupeaux qui dévorent les jeunes pousses, et aux incendies fréquentes allumées par les Arabes, dans le but d'écarter ou de détruire les animaux. une surveillance active permettrait donc le dévéloppement de ces bois dont l'influence est si heureuse dans le voisinage des villes.

La plaine, dont la direction est de l'est à l'ouest, est bornée à l'est par les montagnes, à l'ouest par quelques mamelons peu élevés qui conduisent dans le pays des Haractas; au sud quelques accidents de terrain la séparent de la plaine de M'daourouch; au nord, elle est bordée par une succession de mamelons boisés.

Un ruisseau qui ne tarit jamais, l'Oued-Tiffech, coupe la plaine de l'ouest à l'est. Ce ruisseau est alimenté par un grand nombre d'autres petits ruisseaux qui amènent de la montagne et des nombreuses sources de la plaine, des eaux dont la distribution bien entendue pourrait servir avantageusement aux différents besoins d'une colonie naissante.

Dans l'état actuel, ces eaux sont généralement absorbées

par le sol, et, dans quelques endroits, laissent même, en été, des mares assez considérables remplies de joncs, de roseaux et autres plantes aquatiques; mais quelques travaux suffiraient pour les conduire toutes dans le lit principal. La rivière elle-même, dans le mois de juillet, était interrompue, dans certains endroits, par des barres de sable qui laissaient entre elles des eaux stagnantes; mais des travaux d'entretien s'opposeraient facilement à ces accumulations de sable, d'autant plus que, dans aucun temps, cette rivière n'est à sec. Pendant notre séjour sur ses bords (juillet), nos soldats prenaient chaque jour une grande quantité de poissons d'un gros volume; l'un d'eux, un barbeau, avait 55 centimètres de long. Ce fait, joint à l'assertion des Arabes, prouve que les sources qui alimentent cette rivière ne tarissent jamais.

Le terrain de la plaine est de nature argileuse, surtout sur la rive droite de l'Oued-Tiffech; sur la rive gauche où les ruisseaux aboutissants sont plus nombreux, et forment les mares dont j'ai parlé, le sol est couvert d'une couche noirâtre résultant évidemment de détritus végétaux. Ces conditions de terrain sont les plus propres à la fertilité; l'expérience le prouve, du reste, car il n'y a pas un point de cette plaine qui soit sans culture, et, avec les travaux que nous sommes susceptibles d'exécuter, nous augmenterons considérablement encore la richesse de cette contrée.

Sous le rapport climatérique, Tiffech réunit donc tous les éléments indispensables, éléments que l'on rechercherait vainement dans beaucoup d'autres localités : bois, eau en abondance, terres essentiellement productives, ne sont-ce pas là les conditions *sine qua non* de toute colonie naissante? Quelques travaux sont, il est vrai, à effectuer; mais ils sont peu considérables. Le temps et la surveillance donnerait au bois tout son développement. Les terrains humides seront promptement desséchés en favorisant, par des fossés, l'écoulement des eaux.

Quant à la terre, elle ne demande qu'à être ensemencée.

Ces travaux seraient-ils plus considérables que nos soldats seraient heureux de préparer à la postérité une mine inépuisable, de travailler à doter leur pays d'une foule de richesses; à eux, en effet, sur cette terre d'Afrique, la plus pénible, mais la plus noble tâche, la mission la plus désintéressée, et par là la plus belle, celle de fonder, d'organiser.

Quoique moins rapprochée de la frontière de Tunis, Tiffech, par sa situation, n'en est pas moins une position militaire avantageuse. De toutes les villes romaines dont on retrouve les traces dans les environs, elle est la seule qui offre des restes de fortifications. Elle commande un défilé qui conduit dans la vallée de la Medjardas, et de là dans le pâté de montagnes occupé par les Ouled-Dan et les Hanenchas au nord; à l'est, le pays des Hanenchas s'ouvre directement sur la plaine; à l'ouest, on entre de plain-pied dans les Haractas et les plaines environnantes. Enfin, au sud, un petit rideau de collines empêche seul de découvrir la plaine de M'daourouch. Le seul désavantage de cette position est donc l'éloignement des frontières; mais ce désavantage est bien compensé par la nature même des lieux. A Tiffech, salubrité et fertilité; à M'daourouch, salubrité douteuse en raison de la stérilité.

Les Romains, qui n'avaient pas comme nous une frontière à observer, avaient cependant établi des postes d'observation dont l'importance variait suivant la situation. Thaoura (Thaggura) n'était qu'une ville d'une médiocre importance, dont la partie essentielle était un fort commandant un défilé. Ce point se trouve presqu'à la limite de nos possessions, à l'extrémité est de la plaine de M'daourouch. Le terrain qui l'environne est des plus fertiles, convenablement arrosé ; de là, il est facile de surveiller la frontière.

Si donc il était indispensable qu'un établissement militaire fût situé sur la limite de notre territoire, Thaoura remplirait les principales conditions.

La facilité des communications entre nos possessions actuelles et Tiffech est aussi grande qu'on peut le désirer dans un pays de montagnes ; la distance entre Guelma et Tiffech est de dix à douze lieues ; nos colonnes ont parcouru dans tous les sens le pays des Ouled-Dan, et sur la ligne à suivre qui est la route actuelle des Arabes, il n'y a qu'un seul point qui offre des difficultés pour le travail d'une route.

J'ai déjà signalé, dans le voisinage de Tebessa, quelques marais, et surtout l'excessive malpropreté de la ville, seules causes de l'état de la population arabe. Il serait donc nécessaire, si l'occupation de cette ville, par une garnison française, était décidée, de chercher dans son voisinage un point culminant où nos troupes pussent s'établir, et d'exiger, de la part des habitants de la ville, une grande propreté dans l'intérieur des maisons et des rues. Les eaux pourraient être facilement distribuées suivant les besoins et conduites dans des ruisseaux destinés à les recevoir. Elles sont abondantes et ne laissent rien à désirer sous le rapport de la qualité.

Il serait peu avantageux et surtout imprudent de donner pour résidence à une garnison française la ville actuelle. Peu avantageux, parce que l'étroitesse des rues, la disposition des habitations, le manque d'eau dans l'intérieur (1), sont des

(1) Les eaux, en sortant de leurs sources, sont reçues dans un aqueduc romain d'une admirable construction. Elles arrivaient autrefois par cette voie jusque dans la ville ; mais les Arabes les ont détournées ; elles traversent aujourd'hui les jardins extérieurs, servent, une partie à les arroser, l'autre partie coule au pied des murailles ; c'est là que les habitants viennent puiser.

conditions défavorables et pas du tout appropriées à nos habitudes. Il serait imprudent, parce que les grands travaux à effectuer pour enlever toutes les immondices accumulées développeraient de nombreuses et graves maladies.

Il faut une grande persévérance et un examen approfondi de toutes les questions pour mener à bonne fin les grandes entreprises; encore un résultat heureux n'est-il pas toujours au bout des peines; mais pour la subdivision de Bône, une pareille crainte ne doit pas arrêter. Le résultat sera infailliblement heureux, n'avons-nous pas pour nous les faits accomplis, l'expérience des anciens? Ce sont de sûrs garants de succès, une assurance que nous rendrons à cette partie de l'ancienne Numidie sa salubrité et sa fertilité.

CONCLUSION.

Examen des faits accomplis et de ce qu'il y aurait à faire.

Nous venons d'exposer l'état actuel de la subdivision de Bône, de dire les avantages certains qu'elle peut offrir, voyons maintenant, en peu de mots, ce qui jusqu'ici a été fait pour elle et ce qu'il y aurait à faire.

La première question est facilement résolue, car on cherche en vain les traces des travaux qui auraient dû être entrepris dans un but de prospérité. Il semble, en parcourant le pays, qu'il n'a été moins favorisé que les autres provinces, que parce qu'il promettait beaucoup plus, que, parce que les habitants indigènes, généralement amis de la paix par habitude de soumission, et le sol, par composition, se prêtaient tout particulièrement aux essais de colonisation.

En parcourant la subdivision de Bône, bien des choses attirent l'attention : ce sont d'abord des souvenirs. Cette belle Numidie renaît dans l'esprit avec des proportions incontestablement bien moindres que celles qui la faisaient surnommer le *grenier de Rome*. On se figure ces villes éparses sur le sol, ces routes qui le sillonnaient dans tous les sens, ces légions de soldats constamment occupés ou aux travaux de la guerre ou à l'embellissement des capitales, ces immenses richesses enfouies dans les villes, enfin ces belles moissons que *Salluste* nous montre avec des couleurs si dorées. Mais ces souvenirs s'effacent bien vite devant la réalité et le cœur se serre en pensant qu'un grand peuple n'a pas encore tiré un meilleur parti de sa conquête.

Les premières années de l'occupation de Bône ont été certainement peu favorables à la colonisation de la contrée : l'effrayante mortalité qui lui avait valu le surnom de *charnier de l'Algérie*, devait éloigner les travailleurs et retarder les progrès de la colonie. C'est en effet ce qui a eu lieu. Il fallait donc rendre le pays habitable; c'était la mission du gouvernement, qui, il faut le dire, n'a pas apporté en cela toute la diligence que commandaient les circonstances : aussi chaque jour de retard amenait-il une opinion défavorable sur la localité.

Les quelques travaux d'assainissement exécutés ont parfaitement répondu à l'espérance qu'on en avait conçue et le séjour, à Bône, devint possible; mais là s'est borné la sollicitude gouvernementale pour la subdivision. Plus pacifiée que les autres provinces de l'Algérie et par conséquent plus propre aux essais de colonisation, elle échappait en quelque sorte à l'œil de l'autorité, parce qu'elle n'était pas le théâtre de faits de guerre, et les premiers colons ne pouvaient tenter que des efforts très-modérés, n'osant pas s'engager sans une certitude de protection.

Les causes premières de cette espèce de défaveur jetée sur la subdivision de Bône ont porté leurs effets jusqu'en ses derniers temps. Tandis que l'on faisait des essais agricoles à Oran, à Alger, Bône restait encore oublié. Les autres provinces voyaient s'élever de nombreux villages, dans le Sahel d'Alger, dans la Mitidja, dans la plaine du Sig, etc., et les beaux plateaux de l'Édoug avec leurs belles forêts, leurs mines de fer, de cuivre, les riches versants de l'Atlas si bien arrosés restaient privés de toute habitation européenne; aucun projet même n'avait été conçu pour l'occupation de ces fertiles et jolies contrées. Aujourd'hui, cependant, un village est en construction. Puisse ce premier pas ouvrir la voie!

Ce défaut d'encouragement de la part du gouvernement, a amené des résultats inévitables : Un manque de confiance, et par suite peu de progrès dans la culture.

Cela se comprend facilement, les gens dont l'esprit est toujours préoccupé de se demander si le lendemain leur sera plus favorable que la veille, n'exposent qu'à grand'peine quelques capitaux. L'incertitude, le pire de tous les maux, en pareil cas, arrête toutes les tendances vers une amélioration.

Aucun essai de colonisation n'a été tenté dans la subdivision de Bône; les quelques cultures que l'on y rencontre sont disséminées, il n'y a pas un point qui offre un espace étendu où les terres aient seulement été remuées. Les bras manquaient, il est vrai; mais des encouragements, la protection de l'État n'en auraient-ils pas amené? Cela n'est pas douteux.

Dans ces derniers temps, une grande espérance avait été fondée sur l'arrivée des familles allemandes en Algérie; les publications officielles répandues sur les rives du Rhin, avec promesses de concession de terrain et de grands avantages à ceux qui remplissant les conditions exigées, viendraient se fixer en Afrique, ont trouvé beaucoup d'adhérents. Bône a reçu la plus grande partie de ces étrangers. Ce pourrait être une bonne fortune pour la subdivision que toutes ces familles semées sur son sol; mais malheureusement l'expérience n'a pas répondu à l'attente générale.

Quelques réflexions basées sur des faits, sur des chiffres, à propos de ces essais de colonisationpar les familles allemandes trouvent ici naturellement leur place.

On comprend très-bien que les pays qui fournissent le plus d'émigrants sont les plus pauvres, ceux où la population est trop considérables par rapport à la quantité des produits. De ces points partent donc, pour chercher fortune dans toutes les colonies naissantes, des bandes de gens dont la marche n'est certes pas ralentie par la pesanteur de la bourse; ces braves émigrants se figurent que dans un pays neuf il ne faut que des bras pour recueillir, aussi ne doivent-ils y porter pas même de quoi faire les frais d'une première installation, encore moins une disposition, au travail, suffisante pour se procurer dans le nouveau pays ce que leur refuse le sol de leur patrie.

En lisant dans les journaux : « La subdivision de Bône vient de recevoir 50, 60 familles de colons, » on se croit autorisé à dire que c'est une bonne fortune pour la colonie, que la confiance à l'égard de l'Algérie commence à s'emparer des esprits et l'on peut espérer que la suite amènera des résultats avantageux.

Eh bien! c'est une grave erreur que cette espérance conçue de loin par la lecture des journaux. Le fait est que ces arrivées de nombreuses familles sont un plaie pour la colonie, et que jamais on ne voit plus de misère qu'après chaque recrutement.

Quelles peuvent en être les résultats?

La plus grande partie des colonnes d'émigrants est composée d'Allemands des pays au-delà du Rhin, de Lorrains-Allemands, d'Alsaciens, de Vosgiens : ces gens font à pied la route fort longue de leur pays à Marseille ou Toulon, couchent ou dans des écuries ou en plein champ, se nourrissant fort mal et souvent dépensant à boire les 15 centimes par lieue que l'État accorde par chaque tête. La traversée sur le pont d'un navire est une chose toujours fort pénible pour des gens peu habitués à la mer; enfin, ils prennent pied sur le sol africain, presque tous, sinon malades, au moins fort chétifs et incapables de se livrer à aucun travail.

L'impression du nouveau climat, d'autant plus forte que ces hommes appartiennent généralement à des contrées froides, s'exerce sur la plupart aussitôt après le débarquement; l'acclimatement devient pour eux une chose presque impossible, eu égard à leurs mauvaises dispositions physiques; aussi ne tardent-ils pas à encombrer les hôpitaux; quelques-uns meurent, les autres conservent des affections chroniques incurables qui les réduisent à l'impossibilité de gagner leur vie.

Dans les trois jours qui suivent son arrivée en Afrique, le colon reçoit de l'État des rations de vivres et le logement, presque toujours même ce temps est dépassé, soit parce que ces malheureux ont besoin de repos après un si long voyage et ne peuvent pas chercher d'ouvrage, soit parce que les ouvriers sont en trop grand nombre pour les travaux en voie d'exécution. C'est humainement tout ce qu'il est possible de faire; mais il arrive presque toujours que ces ouvriers qui, souvent même ne méritent pas ce nom, car beaucoup ne connaissent aucun état, que ces ouvriers, dis-je, refusent de travailler parce qu'ils ne trouvent pas le salaire suffisant; ils voient toutes leurs belles espérances déçues; le dégoût s'empare d'eux; ils n'acceptent plus aucun travail et envoient leurs enfants mendier.....

Voilà le triste tableau que présentent les colons allemands dont on dote l'Afrique et surtout Bône.

Nous extrayons d'un rapport de M. l'adjudant de place, chargé de la surveillance des familles de colons européens, quelques détails susceptibles de fixer parfaitement les idées :

« Du 1er janvier au 31 juillet 1847 sont arrivées à Bône, venant du pays au-delà du Rhin, de la Lorraine allemande, de l'Alsace, des Vosges, cent familles composées ainsi qu'il suit : Hommes, 200; femmes ou filles, 150; enfants des deux sexes au-dessous de 16 ans, 235.

« De toutes les familles d'au-delà du Rhin (Hesse-Darmstadt) destinées pour Guelma, dix seulement ont pu y être envoyées dans le courant de janvier et février. Elles possédaient, en tout, 10,400 francs : Une seule famille comptait 5,000 fr. Les autres familles, ne possédant pas un sou, ont dû rester à Bône, Guelma étant déjà encombrée par les malheureux arrivés en 1846.

« Toutes les familles restées à Bône ont été logées dans une baraque bien exposée, enlevée au casernement des troupes, et chaque membre a reçu une couverture de campement. Dans les premiers jours de leur arrivée, il a été fourni à chaque colon, homme, femme, enfant, sans distinction d'âge, trois rations de vivres : ce sont les seules rations qu'accorde l'État; mais les pluies et les maladies en ont fait augmenter le nombre qui s'élève à 3,895 rations de pain, vin, riz, sel et viande.

« Au fur et à mesure que les colons trouvaient à se placer, ils étaient obligés d'évacuer la baraque afin de laisser de la place pour ceux que les bateaux pouvaient encore amener; beaucoup d'entre eux ont dû y rentrer parce qu'ils manquaient de travail, les administrations n'en ayant pas à exécuter et les entrepreneurs des travaux pour les particuliers employant de préférence les gens qu'ils ont fait venir de leur pays.

« Il reste encore aujourd'hui dans cette baraque 24 familles qui ne comptent pas moins de 87 enfants dont les pères sont ou sexagénaires ou à l'hôpital ou morts; 2 de ces enfants sont orphelins, cinq autres sont à la charge des dames patronesses de la charité qui paient les nourrices.

« Du 1er janvier au 31 juillet, 87 hommes sont entrés à l'hôpital militaire; le nombre des journées d'hôpital s'élève à 1995. Huit pères de famille y sont morts. L'hospice civil a au moins autant de journées de femmes et enfants, ce qui fait 3990 journées d'hôpital qui, a 1 fr. 50 c. l'une, donne une dépense de 5,985 fr., plus des deux tiers de ce que coûtent les 3895 rations de vivres qui, à 44 c., somme remboursée aux officiers qui ne prennent pas leurs vivres en nature, donne une dépense de 1,713 fr. 80 c.

« Les femmes deviennent un autre fléau pour la garnison, par le déréglement de leur conduite; dans l'espace de six mois cinq sont entrées au dispensaire. »

Ces chiffres tiennent certainement lieu de bien des réflexions sur l'insuffisance des moyens de colonisation, non pas que l'État ne prenne pas les dispositions nécessaires pour un résultat meilleur, mais parce que la nature des hommes qui nous sont envoyés est peu propre à la colonisation africaine. Il faudrait des hommes actifs, courageux et surtout sobres, conditions que n'offre pas l'Allemand; et si on joint à cela la différence extrême de température entre les bords du Rhin et le rivage africain, on pourra établir *à priori* que les Allemands tels que ceux que nous avons reçus sont à peu près impropres à la colonisation en Algérie, et qu'ils s'y acclimatent difficilement.

Les publications officielles relatives aux concessions de terrain en Algérie, ont bien prévu tout ce qui pourrait arriver si l'on envoyait en Afrique toute espèce de familles, sans garantie aucune des moyens d'existence, mais leurs prescriptions si sages ne sont pas généralement exécutées; aussi voit-on tout ce que l'on voulait éviter. C'est ainsi qu'un paragraphe des *Publications officielles* dit : « Qu'aux demandes adressées au ministère de la guerre pour obtenir des concessions en Algérie doivent être annexés des certificats constatant la moralité, la profession, l'âge, le nombre des personnes qui composent la famille et les moyens d'existence dont elle peut disposer à son arrivée en Algérie. » Ces moyens, disent encore les *Publications officielles*, doivent être proportionnels au nombre des personnes de la famille et suffisants au premier établissement, c'est-à-dire à la construction d'une maison et à l'organisation de la culture. Pour une petite famille, ces moyens doivent être de 1,200 à 1,500 francs à peu près. »

Certes, ce serait fort beau si ce texte officiel pouvait être appliqué à chacune des familles que nous avons reçues dans la subdivision. La prospérité de la colonie ne serait pas un instant douteuse avec de pareils éléments; mais il est facile de constater le contraire, parce qu'on ne s'assure pas que chaque famille remplit les conditions imposées, et qu'on ne fait qu'accepter sur parole les dépositions des demandeurs.

Il serait facile d'éviter tout cela en faisant déposer au Trésor les sommes exigées, et donnant en échange à chaque famille un mandat payable à Bône. Alors, surveillé par le chef civil ou militaire dans la localité qui lui serait concédée, le chef de famille ferait un bon usage de son argent, et l'État saurait que ses conditions sont parfaitement remplies. Ce mandat pourrait être délivré avec le passeport; car les 15 centimes par lieue accordés par l'État à chacun des membres d'une famille sont plus que suffisants pour les besoins du voyage. Un exemple le prouve : Un passeport que j'ai sous les yeux, délivré à Strasbourg le 22 février, sous le n° 72, porte que le père, la mère et six enfants ont reçu, jusqu'à Marseille, 189 fr. 60 c.

Il est donc vrai de dire que jusqu'à présent les colons allemands, envoyés dans la subdivision de Bône, n'ont pas du tout répondu à l'attente générale, et qu'au lieu d'être un noyau de colonisation, une réunion de cultivateurs intelligents devant laisser sur le sol les traces ineffaçables du passage de leurs charrues, ils n'ont créé, à Bône, que le paupérisme et la mendicité qui y étaient encore inconnus.

Tels ont été, jusqu'à présent, les éléments de colonisation fournis à la subdivision de Bône, éléments mauvais en eux-mêmes et qui ne pouvaient répondre aux efforts des différents chefs qui ont administré.

Ce qu'il y aurait à faire pour la subdivision de Bône et pour l'Algérie en général nous paraît être tout le contraire de ce qui a été fait. A une espèce d'insouciance coupable, doit succéder une sollicitude justement méritée, d'autant plus justement que l'Algérie en a été plus longtemps privée et qu'elle a plus souffert.

Notre projet et le cadre de notre travail ne nous conduiront pas à développer tout un système de colonisation; bien des projets, du reste, ont déjà été conçus et élaborés. Dans ce moment encore, une commission de l'Assemblée nationale est chargée tout spécialement de ce travail; mais la plupart des grandes choses à faire ont une corrélation intime avec l'assainissement du pays, et il importe d'autant plus de les indiquer, qu'en France, encore, on ne pense qu'avec effroi à l'Algérie que l'on regarde comme un vaste tombeau.

Dans le cours de l'ouvrage, chaque fois que quelques points d'une salubrité douteuse se sont présentés, nous avons cherché les moyens les plus propres à les assainir. Nous ne reviendrons donc pas ici sur des détails; mais nous exposerons seulement quelques idées de colonisation, faisant ressortir l'importance de la culture en grand comme premier moyen d'assainissement et comme source de prospérité.

Nous avons eu occasion de dire qu'il semble que l'expérience des temps passés en Algérie soit tout à fait comptée pour rien, c'est surtout vrai pour les environs de Bône.

Les travaux d'assainissement, exécutés quelques années après l'occupation, et dont les effets ont été si heureux, ont disparu aujourd'hui par défaut d'entretien, et au lieu de songer à rétablir les anciens fossés d'écoulement, on les comble, au contraire, pour avoir quelque chose de symétrique, de bien aligné; c'est ainsi que les fossés qui bordaient la route, près du parc à fourrage, viennent d'être comblés, parce que le mur d'enceinte du parc devait être en dehors des fossés. Un autre déversoir, dont l'utilité se faisait sentir en hiver, lorsque le terrain de manœuvre est couvert de plusieurs centimètres d'eau, vient aussi d'être comblé sans qu'il soit cependant possible de dire pourquoi.

Aucune raison ne peut faire croire aujourd'hui que les choses sont autres qu'elles étaient autrefois. Les quelques cultures sont, il est vrai, des modifications de l'action miasmatique; mais elles sont en trop faible quantité pour qu'on puisse se passer d'autre moyen d'assainissement, et nous ne doutons pas qu'en supprimant les travaux exécutés on ne voie renaître tous les malheurs d'autrefois. Cette année même (1848) est d'un fâcheux augure, car il est facile de constater que les maladies et la mortalité ont été beaucoup plus considérables que les années précédentes, et cela sans que l'on puisse invoquer une autre cause que l'obstruction des fossés d'écoulement.

Le terrain qui avoisine Bône, étant d'une nature toute particulière (1), a besoin d'un travail et d'un mode d'assainissement particulier. Creuser le sol pour faire des canaux d'écoulement est le seul moyen à employer dans les circonstances actuelles; mais un autre doit être préféré, et celui-là est réalisable depuis fort longtemps : ce sont les plantations. Ce moyen aurait le double avantage d'exhausser le sol de la plaine en s'opposant à l'entraînement des terres dans la saison des pluies et de modifier la constitution atmosphérique; mais il faut bien se garder de venir remuer le sol pour y creuser des fondations, pour agrandir la ville de ce côté, ce serait amener la mort sur toute la contrée. Il ne faut, pour rejeter cette idée, d'autre exemple que celui du caravansérail; toutes les per-

(1) La petite plaine de Bône n'est formée que par des sables apportés par la mer

sonnes qui y ont travaillé étaient malades après quelques jours. Plusieurs sont morts. De plus, toutes les fondations sont faites sur pilotis, et, pour éviter l'inondation en hiver, on fut obligé d'exhausser le sol de l'intérieur de 2 mètres (1).

L'assainissement de la grande plaine de Bône, c'est-à-dire depuis cette ville jusqu'à l'Atlas, et depuis la Calle jusqu'au cap Filfila, ne peut être tentée que par les plantations nombreuses et les cultures, excepté quelques points que nous avons indiqués ou des fossés d'écoulement peuvent être creusés; le reste de cette plaine est trop bas pour que les eaux puissent être conduites vers la mer. Mais pour obtenir des cultures, il faut des encouragements qui n'ont point encore été accordés, il faut un système large de colonisation, un appel de bras; il faut favoriser la grande et surtout la petite propriété, encourager, par des récompenses, des primes, la dernière, et persuader la première. Cette dernière mesure est d'autant plus nécessaire à Bône, que le sol de la plaine est très-propre à la production des fourrages, et que beaucoup de grands propriétaires trouvent là de beaux et de bons revenus, sans être forcés de livrer leurs terres à la culture.

Faire des fourrages, ce n'est point faire de la colonisation, c'est au contraire entretenir un foyer d'infection dans toute la contrée et amener l'insalubrité. Voici comment : Les herbes ne se développent que dans les terrains humides où les matières végétales sont constamment en putréfaction, et tout propriétaire de terrain, où les herbes croissent, se garde bien de rien faire qui empêche la stagnation des eaux pendant la saison pluvieuse; de là, au printemps, à l'époque de l'évaporation des eaux, et à l'automne, après les premières pluies,

(1) Voir, page 46 et 47, la composition du sol suivant une coupe perpendiculaire.

ces dégagements miasmatiques si pernicieux. Il serait donc du devoir de l'autorité, dans un but de salubrité publique, d'arrêter ces tendances des grands propriétaires ou des concessionnaires vers cette unique disposition, car c'est là une des plaies de l'Algérie. Partout où les fourrages croissent facilement, il n'y a pas trace de culture, il y a au contraire un foyer d'infection. Il importe donc d'arrêter cet oubli de tout devoir attaché à la qualité de colon ou de concessionnaire, et de forcer ces derniers à remplir toutes les conditions imposées au cahier des charges. Il faut déchirer par le sillon toutes ces terres qui, depuis notre occupation, n'ont produit que des herbes, donner des primes d'encouragement aux petits propriétaires qui fourniraient des produits solides : du blé, de l'orge, du tabac, etc. C'est surtout d'amener les riches propriétaires à mettre en culture une étendue de terrain proportionnée à celui qu'ils possèdent, car c'est ordinairement parmi ceux-ci que l'on rencontre les dispositions les moins favorables à la colonisation (1).

Tout ceci a d'autant plus de valeur pour nous que dans notre esprit il ne peut y avoir de colonisation sans salubrité et de salubrité sans culture. Que ceux donc qui acceptent aujourd'hui une tâche dans le pays, la remplissent. Dans un but d'utilité générale, ils auront fait un grand acte d'humanité!

Le véritable colon, le cultivateur est donc plutôt le petit propriétaire que le grand; lui seul, en effet, se livre avec ardeur au travail, lui seul approvisionne les marchés, lui seul procure toutes les choses de la vie; mais il ne peut réaliser aucun bénéfice. Sans moyens généralement pour créer un premier établissement, il loue fort cher son terrain et est forcé

---

(1) M. Enfantin disait en 1843 : « En Afrique, on ne sait que faucher. » Cette assertion, vraie alors, l'est malheureusement encore aujourd'hui.

d'emprunter à gros intérêts qui souvent dépassent les deux tiers de l'intérêt légal, il devient ainsi la proie des usuriers qui absorbent tous les produits d'un rude travail et à la fin de l'année, le colon cultivateur est aussi pauvre qu'au commencement; c'est là le fléau le plus terrible de la colonie, car il tue tous ceux qui sont forcés d'être en rapport d'intérêt avec ces avides accapareurs.

Ne serait-ce pas pour l'État, donner une preuve d'intérêt tout paternel que de venir en aide à celui qui mérite le plus, à celui qui travaille à l'avenir du pays, au cultivateur; en créant des banques agricoles, en faisant des avances à intérêt légal en raison des cultures, en se montrant enfin favorable à la seule industrie vraiment colonisatrice; il procurerait du bien être au véritable ouvrier et ferait cesser un affreux tripotage qui ruine l'homme courageux et enrichit le cupide paresseux.

Indépendamment d'un assainissement prompt, un système large de culture nous procurerait incontestablement deux choses, force et richesse pour nous mêmes, respect et soumission de la part des indigènes et ceci est d'autant plus à rechercher que personne n'ignore que jusqu'ici nous n'avons été arrêtés dans nos travaux que parce que nous n'avons pu amener les indigènes à y coopérer.

En effet le plus puissant moyen d'attirer des colons en grand nombre, et d'augmenter ainsi notre force serait de leur montrer de nombreux terrains labourés, ensemencés, des jardins plantés d'arbres fruitiers, et avec une protection qui jamais ne ferait défaut au travailleur, on ne tarderait pas à voir se multiplier les bras pour achever l'œuvre de colonisation.

N'aurions nous pas encore par ce fait un moyen sûr, sinon de nous attacher les arabes, au moins de les attirer à nous? Nous fixerions d'abord leur attention et peu à peu ils viendraient se mêler à nos travaux, car ils comprendraient tous les avantages qui résultent d'un travail assidu. Ces résultats peuvent déjà être constatés dans le voisinage des villes; partout ou un arabe cultive un champ, mais surtout un jardin, voisin de celui d'un européen, il cherche à imiter celui-ci pour obtenir les mêmes produits.

L'indolence que l'on croit généralement innée chez l'arabe tient beaucoup plus à son peu de besoin pour lui-même, au défaut d'éxcitant qu'on trouve au milieu des siens qu'à sa nature, et avec le stimulant qui chez lui n'a jamais fait défaut, l'appât du gain, nous ne doutons pas que nous ne l'amenions facilement à partager nos travaux. Alors s'établirait cette espèce de fusion morale tant désirée, et notre domination serait basée sur quelque chose de bien plus solide que les événements de la guerre; toutes ces populations nous seraient attachées par le bien être qu'elles tiendraient de nous.

Souvent a été émise la pensée que les arabes ne nous aimaient pas, ne pouvaient pas nous aimer et que le seul moyen de faire quelque chose en Algérie ne se trouvait que dans l'envahissement de tout le pays. Certainement, les arabes ne pourront pas nous aimer tant que nous serons chez eux sans aucun autre titre que celui de conquérant, tant que nous ne leur aurons pas prouvé que nous sommes venus pour leur apporter des lumières qu'ils n'ont pas; mais quand nous aurons pu les associer à nos travaux, quand l'ouvrier européen et l'ouvrier arabe seront devenus des compagnons, nous verrons d'abord naître la confiance, puis un attachement né du contact et surtout des bénéfices que nos moyens de colonisation auront porté sous la tente. Alors l'envahissement, chose aujourd'hui irréalisable avec le fusil, se fera facilement avec la bêche et la charrue.

Pour toutes les considérations que nous venons d'exposer, nous appelons donc de tous nos vœux le grand développement de la culture, nous n'avons pas à indiquer ici les moyens d'arriver à ce résultat, notre but est surtout de signaler les influences climatériques heureuses qui pourraient résulter de cet état de choses, influences qui, il faut le dire, sont les plus importantes, car sans la salubrité il ne peut y avoir de prospérité.

Ce développement ne peut être donné sans l'intervention du gouvernement, sans la formation de nombreuses colonies agricoles, de villages, et il rentre dans notre sujet d'indiquer au point de vue hygiénique quelles sont les localités les plus favorables aux nombreuses réunions d'individus. Beaucoup de personnes ont pensé, ont écrit qu'il fallait que l'armée fût employée aux travaux d'assainissement, de défrichement afin de préparer pour les colons des terrains sur lesquels ils n'eussent plus qu'à semer. C'est, à notre avis, faire une trop belle part aux uns et une trop pauvre aux autres; nous disons plus; il y aurait inhumanité à employer ainsi l'armée aux travaux les plus périlleux.

Comment, le soldat à peine remis des fatigues d'une longue et pénible expédition, devrait aller, armé de la pelle et de la pioche, assainir, défricher des lieux sur lesquels viendront plus tard récolter des gens qui n'ont pris aucune part aux premiers travaux? non il ne doit pas en être ainsi. Le soldat doit faire des routes, travailler aux choses d'utilité publique, mais il ne doit pas être l'homme de peine des concessionnaires. Et puis ne s'exposerait-on pas à toutes les maladies et plus tard à la mort en le mettant sans cesse en présence du danger, en lui prescrivant de ne triompher de celui-ci que pour lutter avec celui-là : ce serait donc méconnaître la mission du soldat que de lui imposer de pareilles obligations. Heureusement, cette idée n'a jamais été celle des chefs militaires et nous ne plaçons ici ces quelques lignes que pour répondre aux arguments de quelques grands penseurs qui croient que l'armée est un instrument dont ils pourront toujours se servir à leur guise.

Les travaux d'assainissement doivent donc, à notre avis, être entrepris par toute la population du village et les travaux de défrichement par chaque colon sur son propre terrain à moins que l'on ne tente encore, malgré les insuccès déjà constatés, l'association....

Les choses les plus importantes à observer dans ces sortes de travaux sont les règles higyéniques particulières à chaque individu et dont il doit lui être donné connaissance et les règles higyéniques générales. Celles-ci se résument dans le choix des localités pour la formation des villages et dans la manière de procéder au défrichement des terres. Ainsi : il serait dangereux de défricher une grande étendue de terrain dans le même temps, il faut au contraire ne pousser les travaux que quand les terrains les plus voisins du centre de population seront en pleine culture et l'on procédera ainsi du centre à la circonférence en ensemençant, en plantant au fur et à mesure que l'on aura remué le sol.

Quel que soit le lieu et quels que soient les hommes, ce sera toujours bon de procéder de cette façon. Personne ne contestera, nous le pensons, que ce ne soit le meilleur moyen de prévenir les maux qui peuvent accabler la première population agricole d'un pays.

Avant d'établir un village, deux choses sont à examiner. Le climat et le sol.

Le climat, état particulier de l'atmosphère, est d'une façon absolue, à peu près le même examiné dans des lieux voisins mais il est facilement influencé par les dispositions particulière du terrain. Ainsi : le voisinage des lieux humides aura toujours, une influence pernicieuse sur l'état de l'atmosphère ; ce n'est donc pas dans ces localités qu'il faudra fonder un village pas plus que dans des terrains, sinon arides, au moins d'une production difficile, ce n'est que plus tard, quand le nombre des habitans permettra de grandes entreprises que l'on s'étendra vers les points moins salubres et que l'on travaillera le sol de façon à le rendre fertile.

Ce seront donc les lieux boisés, un peu élevés au dessus du niveau des plaines qui devront être choisis pour la création des villages.

La population agricole des villages doit encore être l'objet d'une attention toute particulière; il n'importe pas d'avoir des habitans, mais il faut avoir des habitants valides et remplissant les conditions qui rendent la culture possible, c'est-à-dire une première somme suffisante pour les faire vivre une année au moins; nous avons vu à Bône, les tristes résultats de ces réunions d'Allemands venus pour coloniser et qui n'ont pu engendrer que la misère parce qu'ils ne possédaient pas le premier sou pour entreprendre leur œuvre.

Il faut donc tenir la main d'une façon très sévère à l'exécution des conditions imposées par l'État, s'assurer de la possession des sommes prescrites et ne les délivrer aux nouveaux colons que quand ceux-ci auront pris possession des terrains concédés.

Il ne doit pas non plus en être des villages, c'est-à-dire des réunions de cultivateurs, comme il en est aujourd'hui de tous les points que nous occupons en Algérie, ceux-ci ne sont guère qu'une réunion de cantines, de cabarets, de marchands de tabac.

C'est là, souvent, que le soldat contracte, par la nature du liquide vendu, des maladies qu'augmentent les ardeurs du climat. C'est là que se dépense les quelques sous que l'Etat accorde aux militaires pour leur travaux quotidiens, et qu'est-ce qu'ont fait, jusqu'à présent, pour la colonisation ces marchands de toute espèce. Ils ont au moins vidé bien des bourses, ruiné bien des familles s'ils n'ont pas vendu la maladie en vendant leurs boissons.

Les mêmes occasions d'oisiveté, de débauche amèneraient les mêmes résultats dans les villages, si la composition n'en était surveillée, si on y autorisait indéfiniment l'établissement des cantines et nous serions par ce seul fait arrêté en chemin.

Il faut donc, puisqu'une mesure aussi salutaire n'a pas encore été prise jusqu'à présent pour les lieux occupés, écarter de ceux qui sont a créer, cette foule de vendeurs, de marchands que l'on trouve même à la suite des colonnes en expédition, comme des oiseaux de proie, proportionner les débits de boissons alcooliques au chiffre de la population, et surtout apporter la plus grande surveillance dans la qualité des liquides à vendre.

Cette mesure pourrait, c'est vrai, n'aboutir qu'à achalander davantage les débits existants, mais au moins n'aurait-on-pas à se reprocher d'avoir laissé se multiplier les occasions de débauche.

On a paru se préocuper jusqu'à présent de l'époque de l'année ou il convient d'embarquer, pour l'Algérie, les passagers civils, c'est cependant une des grandes causes de l'acclimatement difficile pour quelques uns, nous avons vu à Bône arriver à toutes les époques de l'année des familles allemandes et nous avons pu constater combien était promptes les influences du climat sur celles qui débarquent à l'époque des chaleurs, ceci se comprend en réfléchissant à la différence de température entre les deux pays. C'est donc une mesure hygyénique les plus importantes, de décider, qu'en général, les colons qui recevront gratuitement leur passage à bord des bâtimens de l'Etat, n'y seront reçus qu'à une époque déterminée; ce doit être en automne. Le nouveau venu ayant déjà passé l'hiver et le printemps en Afrique se sera déjà habitué à un autre genre de vie et les chaleurs n'agissant sur lui que progressivement, il se trouvera presqu'acclimaté à l'époque où elles se font sentir avec le plus de force.

Revenons à la subdivision de Bône en particulier, et disons encore un mot en sa faveur quoique toujours elle eût paru la plus délaissée sous le rapport de la colonisation, et nous verrons qu'elle n'était pas aussi défavorablement jugée par nos prédécesseurs.

Que résulte-t-il, en effet des recherches historiques sur ce pays? Que tous les peuples, dépuis les Romains jusqu'à nous qui ont successivement envahi l'Afrique, avaient des établissements solides dans l'Est et n'en avaient que de passagers dans l'Ouest.

Il ne faut, pour acquérir cette certitude relativement aux Romains que parcourir la subdivision et visiter les ruines des nombreuses villes romaines que l'on y rencontre.

Nous ne dirons rien des Vandales, dont le passage n'a été marqué que par la destruction.

La seconde occupation romaine a vu relever les villes de l'Est détruites par les Vandales, (Hippo Régius); en a vu construire de nouvelles (Théveste) et toutes les villes des Mauritanies qui avaient subi le même sort que celles de Numidie restaient ruinées.

Les Arabes, successeurs des Romains, après avoir été conduits par Oukbah jusque sur le bords de l'Atlantique, revinrent dans l'Est pour fonder *Kairouan*, résidence habituelle des gouverneurs arabes en Afrique et plus tard, ils ne parvinrent à consolider leurs établissements qu'en Espagne, harcelés qu'ils étaient dans l'Ouest de l'Afrique septentrionale par les tribus indigènes.

Les Turcs, maîtres de toutes les côtes de la Méditerranée, durent poser les bornes de leur empire à Oran ; nous ne dirons rien des *concessions* auxquelle nous ajoutions autrefois une si grande importance en raison du commerce qui s'y faisait, elles se trouvaient aussi dans l'Est de l'Algérie, dans la subdivision de Bône.

Enfin qu'est ce que nous montre aujourd'hui notre propre expérience ? que dans l'Ouest sont des gens turbulents et guerriers, toujours prêts à saisir le fusil pour suivre celui qui se dit inspiré; dans l'Est des gens pacifiques et amis de la culture.

Les raisons qui avaient amené ces différents peuples à s'établir d'une façon plus solide dans l'Est que dans l'Ouest existent encore aujourd'hui, elles se déduisent de la nature même du pays, en effet, aucun autre point du littoral ne possède autant de rivières considérables que la subdivision de Bône. Sur une étendue de 20 lieues nous avons : la Mafrag, la Seybouse, la Bou-Jimah, L'Oued-el-Kébir. Toutes ces rivières serpentent dans différentes directions et arrosent convenablement la contrée. Plus loin, dans le sud, la Medjardas avec ses nombreux affluents peut fertiliser toutes les plaines. Où trouverait-on ailleurs les belles forêts qui garnissent les montagnes ? Quant aux plaines elles ont leur réputation faite, et sans invoquer ce que disaient les Romains de leur Numidie; nous avons encore les écrits des Arabes et notre propre expérience, car malgré le peu de développement donné à la culture, aucune province de l'Algérie ne fournit autant de blé que notre pays.

Une dernière considération peut être tirée de l'esprit même des populations, comme nous l'avons dit, plus pacifiques, plus amies du travail, elles adopteront plus promptement nos idées de colonisation et nous prêteront leur concours, si indispensable pour conduire à bien notre entreprise.

Toutes ces raisons puisées dans l'histoire des anciens et

dant la notre propre, auraient dû être favorables au pays et cependant il n'en est pas ainsi. Bône n'a encore dans son voisinage aucun village et Alger et Oran en comptent par dizaine.

Il y a donc une erreur, ou un oubli a réparer, puisse-t-il l'être bientôt!

Nous sommes certains que la *subdivision de Bône* n'aura pas de rivale pour ses produits.

FIN

TABLE DES MATIÈRES.

CHAPITRE PREMIER.

CHAPITRE II.

CHAPITRE III.

CHAPITRE IV.

CHAPITRE V.

CHAPITRE VI.

CHAPITRE VII.

CONCLUSION.

FIN DE LA TABLE DES MATIÈRES.

www.ingramcontent.com/pod-product-compliance
Ingram Content Group UK Ltd.
Pitfield, Milton Keynes, MK11 3LW, UK
UKHW012219240726
13966UKWH00003B/855